GUIDE

DES PÈRES ET DES MÈRES.

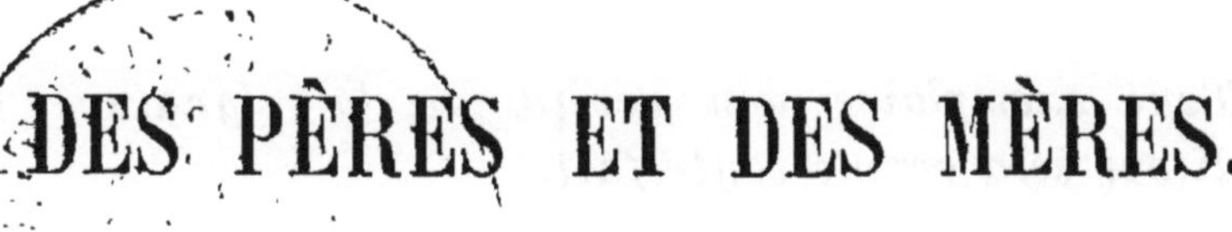

PROPRIÉTÉ.

GUIDE

DES

PÈRES ET DES MÈRES

pour l'éducation physique et morale de leurs enfants,

PAR

LE DOCTEUR C.-B. CHARDON,

membre de plusieurs Sociétés savantes, auteur du *Guide des adultes*, etc.

NOUVELLE ÉDITION,

REFONDUE ET MISE A LA PORTÉE DE TOUT LE MONDE

APPROUVÉ PAR L'AUTORITÉ ECCLÉSIASTIQUE

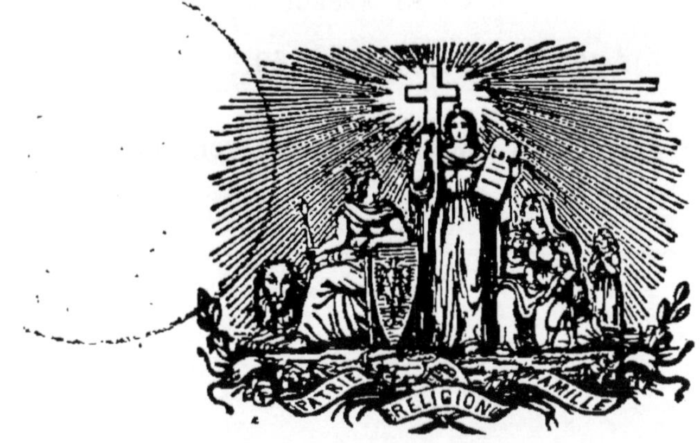

LYON

<table>
<tr><td>AU BUREAU</td><td>CHEZ</td></tr>
<tr><td>DE L'UNION CATHOLIQUE</td><td>L.-L. BECOULET, ÉDITEUR</td></tr>
<tr><td>Œuvre fondée</td><td>DE L'UNION CATHOLIQUE</td></tr>
<tr><td>PAR M. ANT. PERISSE</td><td>place St-Alexandre</td></tr>
<tr><td>rue Mercière, 47.</td><td>à Saint-Irénée.</td></tr>
</table>

ARCHEVÊCHÉ DE LYON.

VU ET APPROUVÉ :

Lyon, le 13 février 1869.

L. PAGNON, Vicaire général.

Imp. A. Lançon et fils, à Lons-le-Saunier.

GUIDE

DES PÈRES ET DES MÈRES.

GUIDE

DES

PÈRES ET DES MÈRES

pour l'éducation physique et morale de leurs enfants,

PAR

LE DOCTEUR C.-B. CHARDON,

membre de plusieurs Sociétés savantes , auteur du *Guide des adultes*, etc.

NOUVELLE ÉDITION,

REFONDUE ET MISE A LA PORTÉE DE TOUTES LES INTELLIGÈNCES
ET DE TOUTES LES BOURSES.

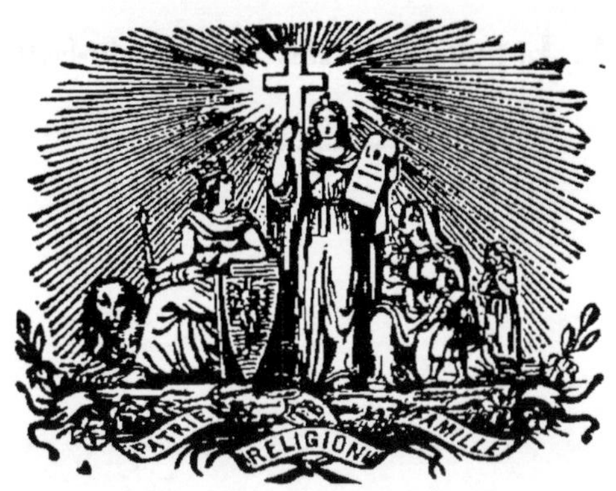

LYON

AU BUREAU	CHEZ
DE L'UNION CATHOLIQUE	**L.-L. BECOULET, ÉDITEUR**
Œuvre fondée	DE L'UNION CATHOLIQUE
PAR M. ANT. PERISSE	place St-Alexandre
rue Mercière, 47.	**A Saint-Irénée.**

Imp. A. Lançon et Fils, à Lons-le-Saunier.

PRÉFACE.

L'éducation de la vie entière repose essentiellement sur celle de l'enfance. Soigner le corps en vue de la force et de la santé ; d'un autre côté, agir sur le cœur et l'esprit avec amour et une sage autorité, c'est entrer dans la bonne voie pour rendre fructueuse l'éducation de la première enfance à l'adolescence. C'est à la mère qu'incombe cette importante tâche. Sa sollicitude ne saurait donc être trop éclairée. La tendresse du père doit se confondre avec celle de la mère, et s'il intervient dans l'éducation de ses enfants, que ce ne soit que pour soutenir, encourager et jamais contredire.

Il faut teindre en laine le moral des enfants, a dit Plutarque ; c'est-à-dire les nourrir de bonnes impressions, de douces affections et surtout de bons exemples ; les aimer pour en être aimés, les faire reconnaissants par les bienfaits et les soumettre à une douce, juste, mais inébranlable autorité ; s'attacher surtout à cultiver leur cœur, et arriver, peu à peu, à les pénétrer des merveilles de la création et à leur faire sentir Dieu jusqu'au jour où on les initie aux préceptes divins, et que, par un acte de la plus haute importance, on met l'accomplissement de leurs devoirs sous la tutelle de leur conscience.

L'enfant qui passe ainsi des bras de sa mère dans ceux de Dieu et qui sent la pureté et la joie de son cœur, pourra peut-être plus tard recevoir des influences funestes, subir des entraînements fâcheux, s'égarer dans le champ de la controverse, tomber dans le doute, l'incertitude ; mais, sous le poids de l'inquiétude de son esprit et du découragement, il écoutera son cœur, les impressions de son enfance lui reviendront, il se souviendra de ses joies pures

entre Dieu et sa mère et se soumettra à l'autorité de sa conscience.

Il n'en est pas de même quand on n'a aucun
doux souvenir de son enfance et qu'on n'a pas
senti Dieu par le cœur de sa mère. Alors on
obéit à sa nature, à ses penchants, à ses passions, à ses orgueilleuses pensées, on ne voit la
vie que dans la matière, on est insensible à la
poésie de l'univers, Dieu n'est qu'un mot et le
néant est tout.

Heureusement, de ces hommes qui tourbil-
lonnent ainsi dans le vide, bon nombre tôt ou
tard, par des circonstances en quelque sorte
providentielles et surtout par d'heureux contacts, entrent, pour n'en pas sortir, dans la vie
de sentiment, vie d'admiration, d'amour, de
charité, de bonheur où l'on sent que Dieu n'est
juste et miséricordieux qu'en nous réservant
une autre vie plus ou moins heureuse selon notre mérite de courage et de résignation au milieu des peines et des luttes qu'il nous fait subir en ce monde.

Au reste, l'exemple des philosophes, des li-

bres-penseurs, des riches et curieuses intelligences qui, après de longues et laborieuses
études sur l'esprit humain depuis l'origine du
monde, dans ses aspirations, dans ses recherches, dans son libre développement ou dans
son asservissement, selon les époques, arrivent
à cette conclusion que la science de l'homme
ne peut pénétrer celle de Dieu, que le meilleur
guide dans les actes de la vie, c'est la conscience, que le vrai bonheur ne repose que sur
la satisfaction de soi-même, c'est-à-dire sur la
loi d'amour, de justice et de fraternité écrite
par la main de Dieu dans le cœur de tous les
hommes et sur laquelle est essentiellement
fondé le christianisme, est la justification de
l'insuffisance de l'esprit et de la puissance du
sentiment.

Mieux vaut donc être entraîné par la philo-
sophie et s'égarer avec elle dans le champ des
hypothèses, pour revenir, tôt au tard, au sentiment intime que de s'anéantir dans la froide
et mortelle indifférence.

L'éducation proprement dite, c'est-à-dire les

semences d'amour, de charité, de dévouement jetées dans le cœur, est bien plus importante pour la jeune fille que pour le jeune homme ; car c'est la femme qui fait la famille et qui, par la grandeur et la puissance de ses sentiments, asservit tous ceux qui l'entourent à sa douce et bienveillante autorité. La femme, pour être à la fois bonne fille, bonne épouse et bonne mère, il faut qu'elle ait reçu dans sa jeunesse, pour l'accomplissement facile de ces grands et nobles devoirs, de bons principes, de bons exemples, d'heureuses impressions et que, peu sensible aux frivolités, son esprit se soit enrichi de choses utiles et agréables qui donnent à ses vertus plus d'éclat et à son influence plus d'attrait.

Si les femmes étaient élevées à la hauteur de leur mission par une éducation bien comprise, bien dirigée, le bonheur en ce monde serait moins rare parce qu'on ne le trouve bien que dans l'union et la protection des familles.

J'ai divisé ce traité en trois parties : la première comprend l'éducation physique et morale depuis la naissance de l'enfant jusqu'à l'âge de sept ans ; la seconde de sept à quatorze ans et la troisième est consacré à l'adolescence.

Je n'ai entrepris cette nouvelle édition que pour la mettre à la portée de tous par la clarté des préceptes, fruit d'une longue expérience, et par le bon marché.

PREMIÈRE PARTIE.

La femme sent naître dans son cœur l'amour maternel aussitôt que ses entrailles ont tressailli du fruit de la conception ; dès-lors sa vie est partagée, et déjà commence sa sollicitude pour l'être que la nature lui a confié.

L'homme, qui attend d'elle un fils, doit l'entourer de soins, d'égards, de protection, et allier le sentiment paternel à la tendresse conjugale.

Il est incontestable que toutes les impressions vives de la femme grosse retentissent jusque dans son sein, où elles sont partagées par le fœtus qui les manifeste par ses mouvements extraordinaires. Certains vices de conformation et souvent l'état moral de l'enfant découlent de cette source.

Il est donc bien utile que la femme en état de grossesse, se mette sous la protection de l'hygiène, conséquemment qu'elle ne s'abandonne point aux passions vives de l'âme, surtout à la colère ; qu'elle évite la lecture des romans, les spectacles tragiques, l'aspect des animaux monstrueux, des objets dégoûtants, les longues veilles et, en général, les excès quelconques ;

et, bien qu'un exercice modéré lui soit salutaire, elle doit aussi éviter la course, le saut et l'équitation. Il faut que la femme grosse méprise ses goûts fantasques ou qu'elle s'y livre sans y être entraînée par les préjugés qui s'y rattachent et qui sont loin d'être toujours fondés.

Une question importante se présente ici, c'est celle de l'allaitement. Qu'il est agréable à une mère d'allaiter ! Quelle jouissance ne ressent-elle pas dans ce devoir, lorsque toutes ses fibres vibrent à la douce impression sur son sein des tendres lèvres de son enfant ! Elle le voit, elle le sent, il est sous sa protection : elle n'a des yeux que pour lui, ses oreilles sont attentives à ses moindres cris, elle le couronne de sa tendresse.

A combien de combats le cœur d'une mère ne doit-il pas être livré pour se séparer de son enfant et le confier à une nourrice mercenaire ? Il semble naturel d'admettre que toute femme qui a enfanté doive avoir reçu de la nature la faculté d'allaiter. C'est bien ce qu'on observe chez les peuplades sauvages, où les femmes ne se montrent pas inférieures aux femelles d'animaux qui jamais n'abandonnent leurs petits ; mais la civilisation, l'industrie humaine, qui affaiblit l'espèce, en alimentant sans cesse l'esprit et les sens au détriment du corps, est cause qu'il se trouve, surtout dans les cités, une foule de mères que leur mauvaise santé force à confier leurs enfants à des villageoises. Il est donc des cas où des mères doivent faire le sacrifice d'une des plus grandes jouissances de la maternité.

Les véritables obstacles à l'allaitement sont une constitution trop débile, trop nerveuse ; ou une affection chronique quelconque qui, en altérant la nutrition, tarit la source du lait. Dans tous ces cas, l'allaitement est dangereux à la fois pour l'enfant qui mourrait sur un sein desséché, et pour la mère qui consumerait son existence en vains efforts.

Rien ne peut remplacer la sollicitude d'une mère ; mais on peut trouve. dans une femme honnête, bien pénétrée de ses devoirs, une bonne nourrice. D'ailleurs, la tendresse des femmes est si grande, que c'est un besoin pour la plupart d'étendre leur amour aux enfants qui ne leur appartiennent pas.

Pour donner à l'enfant une nourrice selon les vœux de la nature, il la lui faudrait d'un lait aussi nouveau que celui de sa mère ; mais quelle femme assez dénaturée pour priver de son lait son enfant au profit d'un autre. Ce qui peut se rencontrer, c'est une mère infortunée à qui la mort a enlevé son enfant, au moment où une abondante source s'ouvrait pour le nourrir. Confiez-lui votre enfant, car il trouvera en elle un lait approprié à un nouveau-né et un cœur plein de tendresse.

Jean-Jacques Rousseau satirise les médecins, dans son *Emile*, en conseillant de ne pas faire choisir la nourrice par l'accoucheur, parce que « la meilleure, dit-il, est toujours celle qui l'a le mieux payé. » Cet outrage doit être repoussé, car le vrai médecin sacrifie trop chaque jour à l'humanité, pour qu'on le soupçonne capable de se laisser corrompre par une nourrice. Toutefois, je dirai aux parents qui cherchent une nourrice : Allez vous-mêmes au village ; demandez au pasteur les mœurs de la famille où vous vous proposez de placer votre enfant; visitez le foyer domestique, et là, d'un œil scrutateur et réservé, examinez la famille dans son ensemble et dans ses détails : Si vous voyez régner l'ordre et la propreté dans la maison, ne serait-ce qu'une méchante chaumière, commencez à bien augurer de la nourrice; votre confiance augmentera si la mère avec la belle santé de l'enfant attaché à sa mamelle, vous montre, jointe à une bonne constitution, cette sérénité de l'âme qui, dans toutes les positions sociales, est l'expression de la vertu. De plus, si vous découvrez de la bonté et de la douceur dans cette femme, vous devrez trouver dans tout ce qui l'entoure le bonheur, car ce n'est que d'elle qu'il peut émaner.

Mais à quoi bon, dira-t-on, tant de recherches sur le moral de la nourrice ? Ne suffit-il pas que son lait soit abondant et qu'il paraisse bon? peut-elle transmettre ses vices à son nourrisson ? Non, sans doute, je ne crois pas qu'une nourrice colère, adonnée au vin, etc., communique ses défauts à son élève; mais ce que j'ose affirmer, c'est qu'une nourrice vicieuse, surtout intempérante, doit donner par son lait, au sang de son nourrisson, une partie de l'acrimonie du sien; et c'est ainsi qu'on voit des enfants, issus de parents d'un caractère doux, devenir acariâtres sous l'influence d'une méchante nourrice. D'ailleurs, une nourrice de ce naturel, quelle que soit son apparence physique, ne peut être exacte dans tous ses devoirs, et l'enfant qui lui est confié aura à pâtir de sa mauvaise humeur aussi bien que tous ceux qui l'entourent.

L'exposition de l'habitation de la nourrice

n'est point à dédaigner. L'homme, comme la plupart des animaux, puise, dans l'air et l'action du soleil, les plus importants aliments de son existence. Sans air et sans chaleur point de vie. Un air pur et suffisamment vivifié par l'influence solaire est donc aussi important à la santé dn nourrisson que du bon lait. Ainsi, il faut choisir, autant qu'il est possible, une nourrice dans un hameau élevé, exposé à l'action des vents et à celle du soleil. On ne doit pas craindre que la demeure du nourrison soit battue des intempéries de l'air, car c'est en l'habituant à vivre de bonne heure au milieu de ses variations, qu'il s'endurcira et deviendra moins sensible à leur influence, si funeste aux sujets élevés dans la mollesse, sans cesse soumis à une température réglée au moyen du thermomètre.

Il faut préférer, pour nourrice, à la femme d'un fermier celle d'un artisan qui, renfermée dans le cercle de sa maison, se fatigue moins que la première, que les travaux des champs ou de la basse-cour forcent à un exercice très-actif, et qui, absorbant ses moments, l'empêchent d'avoir aussi souvent l'œil sur son élève ; cette considération est d'une grande importance.

Une bonne nourrice, au physique comme au moral, ne doit être ni trop jeune, ni trop vieille.

Une femme de 16 à 18 ans, a souvent à peine du lait pour nourrir son enfant, de sorte qu'elle s'épuiserait inutilement à vouloir allaiter un nourrisson ; de plus, elle n'a pas assez d'expérience. Une femme de 40 à 50 ans, bien que présentant les caractères physiques d'une bonne nourrice, a ordinairement un lait peu abondant et épais, qui fatigue l'estomac du nourrisson et le dispose à l'irritation. En outre, elle n'a plus les grâces naturelles de la jeune femme, qui sympathisent si bien avec celles de l'enfant, et qui sont une des sources d'où provient la première empreinte physique de l'âme. Car, en effet, l'enfant qui se modèle sur la figure de sa nourrice, que la gaîté et les caresses gracieuses font sans cesse sourire, devra nécessairement avoir une physionomie gaie et heureuse, fut-il né de parents taciturnes. La gaîté est donc une grande qualité dans une nourrice.

Quant au tempérament, il serait à désirer qu'on pût trouver dans la nourrice celui de la mère qu'elle est appelée à remplacer. Cependant, en général, il faut éviter les femmes trop blondes ou trop brunes ; mais si l'enfant appartient à des parents très-lymphatiques, et qu'il en ait lui-même les caractères, ce qui a lieu ordinairement, on doit lui choisir une nourrice plutôt brune que blonde, et *vice versa*, afin de corriger en lui, autant que possible, la prédominance qui pourrait gêner l'exercice des divers ressorts de son organisme.

N'est-il pas préférable, quand on le peut, que la mère, qui ne peut allaiter son enfant, ait une nourrice auprès d'elle ? Ne s'évite-t-on pas, par ce moyen, tous les inconvénients de l'éloignement ? Oui, un enfant n'est jamais mieux que sous les yeux de sa mère; mais sous le rapport de l'éducation physique, est-il sûr que la villageoise, bonne nourrice à la campagne, dans la sphère de ses habitudes, ne dégénère pas à la ville, privée de l'air pur de son hameau, de l'exercice, aiguillon de l'appétit, de ses affections de famille, et soumise à une nourriture qui, bien que plus succulente, lui donne un lait moins doux, parce qu'elle n'est pas en rapport avec l'habitude de son estomac et de tous ses organes. D'ailleurs, il est reconnu que la soupe, le laitage, les farineux et les légumes, aliments ordinaires des gens de la campagne, donnent aux nourrices un lait plus abondant et de meilleur qualité que les viandes succulentes et autres apprêts culinaires des tables bourgeoises. Ainsi, si vous voulez bien faire, que la nourrice trouve chez vous à peu près la même nourriture qu'au village, et si vous voulez la mettre au régime de votre maison, que ce ne soit que graduellement. Mais ce qui est par-dessus tout préférable, — c'est d'aller s'établir à la campagne.

L'enfant passe du sein de sa mère dans un nouveau milieu qui provoque en lui de nouvelles fonctions : dès qu'il touche l'air, ses poumons s'en remplissent, et une nouvelle vie commen-ce, vie qui s'annonce par une inspiration, et qui se termine par une expiration. Dans cet intervalle, dont la longueur est incertaine, que d'impressions physiques et morales ! que d'ef-forts contre nos passions pour vivre dignement, selon les vues du Créateur, au-dessus de tous les autres animaux !

On lave le nouveau-né avec de l'eau tiède, à laquelle on ajoute une huile douce pour dis-soudre le corps gras dont sa peau est enduite ; on y ajoute quelquefois du vin ou de l'eau-de-vie, lorsque l'enfant a peu de vigueur. J.-J. Rousseau croit que la précaution de faire tiédir l'eau n'est pas indispensable ; il s'étaye de plu-sieurs peuplades qui lavent les enfants nou-veaux-nés dans les rivières ou la mer, et il pense que nous craignons de faire subir cette épreuve aux notres, parce qu'ils naissent gâtés par la mollesse des pères et des mères.

Le raisonnement du philosophe de Genève me paraît ici en défaut. Je ne nie pas la mollesse des corps par la dépravation des peuples civilisés ; mais je soutiens que, dans l'état sauvage comme dans l'état civilisé, il n'est pas plus naturel de baigner le nouveau-né dans l'eau froide que le petit de tout autre [mammifère. En effet, que fait une chienne qui a mis bas ses petits ? Elle les lave, pour ainsi dire, en les léchant, et habitue leur peau, par la friction qu'elle exerce sur elle avec sa langue et par sa salive tiède, à la température du nouveau milieu. Pourquoi, contrairement à cet instinct de la nature, exposerions-nous l'enfant nouveau-né, dont la peau nue est bien autrement impressionnable que celle d'un animal, à une température si opposée à celle du sein de sa mère ? La vive impression occasionnée par l'eau froide peut donner au nouveau-né des convulsions mortelles ; et ce sont de nombreux exemples de ce genre qui ont fait supprimer, en Russie, une ancienne habitude religieuse de donner un baptême solennel aux enfants, en les plongeant dans une rivière dont on était souvent obligé de couper la glace.

Bien qu'il puisse être avantageux d'endurcir

les enfants en les accoutumant de bonne heure
à subir les variations de température, je ne
partage pas entièrement l'avis de Rousseau qui
conseille d'habituer les enfants à être souvent
lavés et baignés à l'eau froide même glacée. On
ne peut guère habituer le corps de l'homme à
résister à l'impression fâcheuse du froid sur la
peau, surtout lorsque la transition est brusque.
Le cultivateur, endurci à la peine, et sans cesse
exposé aux intempéries de l'air, n'en est pas
moins très-sujet à la pleurésie, L'enfant nouveau-né serait-il moins sensible, et n'a-t-on rien
à craindre de la suppression brusque de la
moiteur de sa peau en lé sortant de la chaleur
de son lit pour le plonger dans l'eau froide ?
Se comporter ainsi, ce serait agir contre la nature qui fait pousser des cris à l'enfant qu'on
soumet à cette dure épreuve. Ainsi donc, pour
la santé de l'enfant, il faut le laver et le baigner souvent dans de l'eau, en été, à la température ambiante, et, en hiver, un peu dé-
gourdie. Si vous voulez donner plus de ressort
à sa fibre, employez l'eau froide, mais que ce
ne soit qu'après l'avoir bien essuyé de la transpiration et frictionné toutes les régions de son
corps, afin d'appeler à la peau une dose de vie
suffisante pour résister à l'action répercussive du

froid. Les bains froids sont surtout utiles aux enfants lymphatiques à tissus mous.

L'usage du maillot est généralement tombé depuis que l'auteur de l'*Emile* en a fait justice. Toutefois, il existe encore dans les campagnes, et les mères qui s'y asservissent sont loin de le croire nuisible. Tel est l'empire de l'habitude; et cependant quoi de plus contraire aux vœux de la nature que de tenir le nouveau-né plus gêné que dans le sein de sa mère où il pouvait se remuer librement dans les eaux de l'amnios! L'homme naissant serait-il le moins libre de tous les animaux, et, en lui embandant bras et jambes dans un maillot, ne semble-t-on pas lui donner les premières chaînes de l'état social? Que toutes les mères sachent donc que pour que l'enfant puisse se développer, se fortifier et éviter les difformités, il faut que, selon les vœux de la nature, il soit à l'aise dans ses langes, afin qu'il puisse à volonté remuer ses petits membres et changer de position.

L'allactation doit être réglée ; l'enfant, après avoir pris le sein, se rassasie et s'endort durant quelques heures; pendant ce temps, le lait se reproduit, et la mère, aux premiers cris de son enfant, lui fait retrouver dans son sein un nouvel aliment. Telle est la marche de la nature. Le temps nécessaire à la digestion du lait ingéré l'est aussi à sa reproduction : en sorte que donner trop souvent à teter à l'enfant, c'est, d'un côté, l'exposer aux indigestions ; et, de l'autre, altérer la qualité du lait qui ne devient épais et très-nutritif qu'en séjournant dans le sein ; d'ailleurs, c'est épuiser la mère. L'intervalle entre chaque allactation doit être de deux à quatre heures, plus ou moins selon la force et l'âge de l'enfant ; il faut l'habituer à ne teter qu'une ou deux fois dans la nuit. De cette manière, la nourrice se livre au repos et fournit à son élève un lait plus doux et plus abondant.

Une précaution très-importante, pour une mère comme pour une nourrice, est de ne jamais coucher à côté de soi son nourrisson. Que de femmes se sont réveillées malheureuses en trouvant sous elles leurs enfants qu'elles avaient étouffés dans leur sommeil !

Ne bercez jamais les enfants. Comme toute chose a son origine, le bercement n'est qu'une extension de l'habitude qu'ont naturellement les mères, les nourrices ou les bonnes d'imprimer aux enfants qu'elles portent dans les bras des petites secousses, pour calmer leurs cris et leurs coliques. Assurément ce petit manège réussit souvent, et des enfants que rien n'avait pu adoucir, s'endorment ainsi entre les bras d'où on les place dans leur couchette sans les réveiller. Du reste, quoi de plus naturel à une mère que de chercher à apaiser les douleurs et les cris de son enfant, en le pressant contre son sein et le couvrant de baisers ! L'admirable sympathie qui lie ces deux êtres, sorte de magnétisme, n'aurait-elle aucune influence sur les nerfs de l'enfant ? Néanmoins qu'on évite autant que possible le bercement, car le sommeil qu'il procure, en quelque sorte apoplectique, est semblable à celui de la poule dont on place la tête sous l'aile et qu'on endort en la berçant. D'un autre côté, le bercement, en portant le sang à la tête, dispose les enfants aux maladies du cerveau, telles que les convulsions, l'hydrocéphale, et à la mort subite.

Une bonne mère, comme une bonne nourrice, doit établir le centre de ses affections et de son bonheur dans l'enfant qu'elle allaite. Il faut qu'elle sache, ce que sans doute elle sent, que c'est à ses soins autant qu'à son lait que sont confiées la frêle enfance et la force future de l'homme.

L'enfant qui languit sur le sein de sa nourrice, semblable à un arbre chétif dont la sève n'a pas été alimentée dans sa jeunesse, traîne souvent toute sa vie la langueur de son enfance.

La propreté de la tête de l'enfant n'est pas moins importante que celle du reste du corps, et le préjugé qui porte à conserver les croutes de lait qui se forment sur le devant de la tête des enfants, comme une calotte pour protéger le crâne, est loin d'être fondé. Cette crasse, produit desséché de la transpiration, s'accumule de plus en plus de manière à former des croutes épaisses, écailleuses, qui attendrissent le cuir chevelu qu'elles recouvrent, altèrent le bulbe des cheveux et dégénèrent quelquefois en vraie teigne. Des petites frictions avec la main, une brosse douce, ou des lotions avec une éponge imbibée d'une mélange d'eau tiède et d'huile d'olive, suffisent pour faire tomber les croutes de lait.

Les premières impressions de l'enfant sont affectives : dès que ses yeux ont perçu la lumière ils se tournent vers elle, en sorte que si le jour leur arrive de côté il peut devenir louche en prenant l'habitude de regarder de travers. Pour obvier à cet inconvénient, il faut autant que possible opposer au jour le visage de l'enfant.

L'éducation morale de l'enfant commence

au berceau. Tel sujet, qui, toute sa vie, est difficile et veut tout faire plier au joug de sa volonté, s'est quelquefois formé ce caractère dans l'esclavage de l'enfance en commandant, par ses cris, à une mère toujours prête à lui obéir. « Les moindres et les plus insensibles « impressions, dit Loke dans son *Traité d'é-* « *ducation*, reçues dans notre enfance, ont des « conséquences très-importantes et d'une lon- « gue durée. »

L'enfant passe les premiers temps de sa naissance enseveli dans des sensations purement instinctives ; mais dès que ses sens s'éveillent et que, par leurs rapports avec ce qui l'entoure, il peut exercer sa faible intelligence, il sent sa faiblesse et tourne les yeux vers sa mère pour implorer son appui. Qu'à ce doux moment la raison n'abandonne pas tout son empire à l'amour maternel !

Le faible enfant apprend bientôt qu'il ne peut rien de soi-même, et c'est du rapport de ses besoins à la sollicitude de sa mère que s'établit entre ces deux êtres cette heureuse harmonie d'affection et de langage. Mais, pour le bonheur de tous deux, que chacun reste à sa place, l'un faible et suppliant, l'autre fort et sans cesse protecteur. Une bonne mère, pour le bonheur de ses enfants, ne doit jamais leur sacrifier son autorité.

L'enfant aux besoins duquel on a pourvu attentivement ne pleure pas souvent ; car il ne se sert ordinairement de ses cris que pour les manifester. Ainsi quand on est à peu près sûr que ses cris ne proviennent ni de la faim, ni de la soif, ni du chaud, ni du froid, ni de la mouillure, ni de la gêne des membres, ni des coliques, laissez-le crier, il se taira bientôt. De fait, plus on caresse un enfant pour apaiser ses cris qui ne sont pas l'expression d'un besoin qu'on ait pu satisfaire, plus on le rend irritable et difficile ; et si, à force de le flatter, de le bercer, de lui chanter, vous parvenez à le faire taire, attendez-vous, mère trop sensible, à être souvent importunée par ses cris ; car dès qu'il aura goûté les démonstrations de votre tendresse, il pleurera souvent pour vous mettre en frais. Une fois l'habitude prise, vous êtes l'esclave de votre élève et préparez-vous à multipliez vos moyens de le satisfaire, car il deviendra de plus en plus exigeant. Que si alors il épuise votre patience, gardez-vous de le menacer et de vous emporter, parce que n'ayant plus d'empire sur lui, au lieu de le calmer, vous l'enflammerez de colère, et ferez naître en lui le ressentiment qui ne devrait jamais entrer dans le cœur de l'enfant où la bonté et la reconnaissance doivent seules régner. D'ailleurs, les enfants gâtés deviennent très-irritables et plus sujets aux convulsions.

Toutefois, il ne faut pas que la mère ou la nourrice se montre trop sévère envers son élève, et qu'après avoir pourvu à tous ses besoins physiques elle le livre à lui-même. Une telle conduite, qui répugne au cœur maternel, n'est pas moins contraire qu'une aveugle tendresse, en retardant le développement dans le cœur de l'enfant des premières racines de l'affection filiale.

L'éducation morale de l'enfant commence aussitôt que ses sens sortent de la léthargie dans laquelle ils restent quelque temps après sa naissance; car, quoique le cerveau ait des prédispositions innées, il n'en peut naître des idées que par l'entremise des sens. En effet, l'enfant n'arrive à connaître la grandeur, la forme, la consistance, la température, la couleur, la saveur, l'odeur des corps, leur distance, leur son que par l'intervention des yeux, du toucher, des oreilles, des narrines et de la bouche.

C'est par sa nourrice que l'enfant acquiert ses premières idées; en offrant son sein à son innocente bouche et à ses petites mains, elle lui donne l'idée de la forme et de la consistance des corps ; par son vêtement bigarré, elle fait connaître à ses yeux les couleurs ; en lui soufflant dans les mains pour les échauffer, elle lui transmet l'idée du froid et du chaud ; en le baisant, elle lui fait sentir la douceur du toucher ; et, en lui parlant, elle ébranle autant son tendre cœur que son oreille ; par le sucre de son lait, elle lui apprend à distinguer l'amertume, et c'est ainsi que le bien fait sentir le mal.

De ces premières impressions affectives naissent dans le cerveau, qui les perçoit, de nouvelles facultés que les physiologistes et philosophes anciens, ralliaient à deux lois fondamentales, l'entendement et la volonté ; et que les modernes, d'après des découvertes d'anatomie et de psychologie, rapportent à des spécialités cérébrales, c'est-à-dire à des portions de cerveau destinées par le Créateur à travailler isolément et à fournir, chacune en particulier et plus ou moins selon sa force organique, sa quotité d'intelligence au domaine de l'âme.

Mais le fait important, c'est que nos cinq sens sont les facteurs naturels et indispensables de notre intelligence, et que sans eux l'homme vivrait renfermé en soi-même, semblable à un automate.

En effet, quoique, d'après les travaux de l'école de Gall, il soit à peu près démontré que le talent de la musique n'est pas tout dans l'oreille, que celui de la peinture n'est pas tout dans l'œil, etc., il n'est pas moins vrai que, sans le secours des sens, tous les talents resteraient à jamais perdus dans la matière cérébrale.

L'enfant, dont les sens s'émancipent, est pressé d'apprendre ; il désire tout ce qu'il voit, et, n'ayant pas encore l'idée de distance, il tend les mains, pour les saisir, vers tous les corps qui l'entourent, même vers ceux dont il est éloigné. Ainsi portez-le vers l'objet qu'il désire pour lui apprendre, en le lui faisant atteindre, à sentir la distance, et faites-le-lui toucher, afin de confirmer ou de rectifier les idées que lui transmet sa vue.

Par ce petit manége, on amuse l'enfant en même temps qu'on l'instruit. Cependant sachez mettre un frein à l'impétuosité de ses désirs, en le livrant de temps en temps au sentiment de sa faiblesse. Ainsi, par exemple, si l'enfant, tenu dans son berceau, tend les mains vers un corps éloigné de lui, et que, ne pouvant l'atteindre·, il pleure comme pour lui commander d'approcher, ou qu'en vous regardant il redouble ses cris, ne lui prêtez aucune attention, laissez-le abandonné à lui-même; et, comme personne n'aime à se donner une peine inutile, il ne tardera pas à se taire. Cette maxime est d'une grande importance. De fait, si une fois vous lui apportez la chose qu'il vous demande et qui est à votre disposition, une autre fois il vous demandera un meuble, la lune, etc., et l'impossibilité de le satisfaire l'irritera d'autant plus que vous aurez répondu plus souvent à sa volonté. Une mère, bonne et intelligente, fait mieux : elle rompt adroitement les désirs de son enfant, en offrant à ses sens un objet qui le fixe et lui fait oublier celui qu'elle ne veut et ne peut lui accorder. C'est ainsi que lorsque ses pleurs lui semblent des ordres, sans paraître l'écouter et vouloir le distraire, elle place à sa portée quelque objet qui lui soit nouveau et susceptible de détourner son attention en parlant à ses yeux ou à ses oreilles, par les couleurs ou le son ; et comme l'intelligence de l'enfant est très-mobile, cet expédient ne manque jamais. Mais il n'en est pas de même quand on lui présente quelque chose dont il a l'habitude et qui ne peut le distraire, ou qu'on lui laisse apercevoir qu'on s'occupe de lui pour détourner son attention. Une mère, une bonne ou une nourrice qui ne comprend pas cette tactique, fera mieux de laisser pleurer l'enfant, car elle ne pourra que l'aigrir en voulant le consoler de ce qu'elle ne peut lui accorder.

Il est bon de familiariser de bonne heure les enfants avec les objets les plus hideux et les plus dégoûtants ; car, n'ayant aucune idée du beau et du laid, ils ne sont frappés que de ce qu'ils n'ont pas encore vu ; et comme ils sont sans prévention, ils regardent et touchent bientôt indifféremment toutes les choses que manient leurs nourrices ou bonnes, et qui font quelquefois l'effroi de grands enfants et même de personnes raisonnables, parce qu'elles ne les ont jamais vues ou qu'on les a prévenues contre elles. C'est de cette manière qu'on les habitue à voir, même à toucher des chiens, des chats, des lapins et autres animaux domestiques ; qu'on leur montre des araignées, des rats, des crapauds, des serpents, etc., et, dans les ménageries, une foule de bêtes sauvages. J.-J. Rousseau, qui me fournit ces remarques, conseille aussi de prévenir de bonne heure dans les enfants la peur qu'ils ont des masques ; car, en effet, rien de plus épouvantable qu'une figure humaine dénaturée. Pour cela, on commence à montrer à l'enfant un masque d'une figure agréable, ensuite quelqu'un s'applique devant lui ce masque sur le visage ; on rit, et bientôt l'enfant rit comme les autres. De cette manière, on l'accoutume graduellement à des masques moins agréables et à des figures hideuses. Astyanax, s'il eût été élevé d'après ces préceptes, ne se serait pas caché dans les bras de sa nourrice, à la vue de l'armure superbe d'Hector, et ce roi des guerriers n'aurait pas été obligé de poser à terre son casque étincelant pour caresser son fils.

Le tonnerre qui effraye les gens raisonnables, ne fait guère peur aux enfants, à moins que leur organe de l'ouïe ne soit réellement blessé par des éclats affreux, parce qu'ils n'ont pas la conscience du mal qu'il peut faire. Ainsi vous pouvez les habituer graduellement aux détonations. Comme la peur des choses ne vient aux enfants qu'avec la connaissance du mal qu'elles leur peuvent causer, apprenez-leur à distinguer ce qu'ils doivent éviter, mais gardez-vous bien de les épouvanter d'une manière quelconque ; car rien n'est plus capable de porter une atteinte fâcheuse à leur cerveau et à leurs nerfs.

Il n'est pas moins important de ne pas contrarier les enfants : leur sensibilité est si grande que l'impatience et la colère auxquelles ils sont naturellement enclins, et que d'autres enfants plus forts et même de grandes personnes se plaisent quelquefois à provoquer en eux, de toutes les causes sont celles qui nuisent le plus à leur santé et à leur caractère.

Dès le moment que l'enfant entend, il prête attention aux paroles de sa nourrice, et, bien que ses yeux soient plus prompts que ses oreilles à comprendre sa pensée, et que lui-même réponde plus par ses grimaces que par sa voix, il ne tarde pas à accentuer quelques syllabes. Quel bonheur pour une mère comme pour un père, d'entendre sortir pour la première fois de la bouche de son enfant les doux nom de *maman, papa !*

Pour apprendre à parler aux enfants, il ne s'agit pas de leur parler beaucoup, mais de leur prononcer toujours très-distinctement un petit nombre de mots à la fois, d'y revenir souvent et de ne passer à d'autres que successivement. Il faut resserrer autant que possible le vocabulaire de l'enfant, car il n'est pas nécessaire

qu'il ait plus de mots que d'idées, et qu'il
sache dire plus de choses qu'il n'en peut penser.
— S'il est élevé par des personnes qui ont un
langage pur et facile, il apprend à parler et à
prononcer correctement, et reçoit là sans peine,
les plus solides leçons de grammaire. Toutefois, comme son intelligence est prompte et
qu'elle est étrangère à une foule de règles de
conventions dont notre idiome est surchargé,
il lui arrive souvent de s'en écarter sans affaiblir l'expression de ses pensées. L'habitude
rectifie bientôt ces erreurs. Il importe donc
beaucoup de donner aux enfants dont on veut
soigner l'éducation, des bonnes qui, avec les
qualités du cœur, possèdent leur langue. On
pourrait même leur apprendre deux langues à
la fois en les faisant passer alternativement et
plusieurs fois par jour, d'une bonne française,
à une bonne anglaise, ou italienne, ou alle-
mande, etc.

C'est dans la première enfance que l'éducation est la plus étendue et la plus difficile ; de
fait, l'enfant apprend autant dans ses premières
années que dans tout le reste de sa vie, quelque doive être son savoir. Que les connaissances
qu'acquiert l'enfant (1) aient pour point de ral-

(1) Par les choses innombrables qui sont soumises à son

liement le cœur de sa mère, afin que l'amour
filial croisse en même temps pour lui servir de
fanal et d'ancre de salut dans les tempêtes de
la vie !

Rien n'est plus fréquent dans la première
enfance que les coliques. Elles tiennent autant
à la prodigieuse activité du ventre à cet âge,
qu'aux erreurs de régime auxquelles nos enfants sont exposés par les préjugés et la sollicitude mal entendue de leurs mères et des
personnes préposées à leur garde. Les vers et
les convulsions proviennent souvent de cette
source.

Les enfants ont l'estomac, le foie et les intestins proportionnément plus développés que
les autres viscères ; cette conformation, voulue
par la nature, pour la facilité de la digestion
et la croissance dn corps, les prédispose aux
maladies du ventre. C'est sous l'influence de
cette vitalité active des organes de la digestion
que naissent l'irritation, les douleurs de coli-

cerveau par ses cinq sens et sur les perceptions desquel-
les cet organe travaille de manière à [faire naître la
mémoire et une foule d'idées.

que, les mauvaises digestions, les vomissements, les diarrhées opiniâtres, les vers, les convulsions et autres maux, lorsqu'on surcharge l'estomac des enfants outre mesure, surtout d'aliments grossiers, indigestes ou échauffants, ou qu'on leur donne du vin et des remèdes contraires. Malheureusement la plupart des mères n'apprécient pas assez ces causes et y ajoutent encore, en voulant combattre le mal par des emplâtres, des prises et des sirops décorés de noms pompeux, mais toujours plus ou moins nuisibles par leur action échauffante sur des organes déjà trop chauds et troublés par un excès de vie.

Pour peu qu'on surveille les enfants, on devine bientôt la cause de leurs coliques. Ainsi, c'est une indigestion passagère, un lait trop épais qui surcharge et irrite l'estomac, un lait qui, ordinairement de bonne qualité, est devenu tout à coup irritant par une affection morale de sa nourrice, par un excès de table, des aliments venteux ; ou c'est une nourriture ajoutée à un lait suffisamment abondant et nourrissant ; d'autre fois, la constipation, ou de la soupe trop épaisse, de la mauvaise bouillie, du vin souvent pur qu'on donne surtout après la soupe pour fortifier, dit-on, l'estomac des enfants et en faire des sujets robustes, de la viande qu'on se plait à leur donner pour les amuser, qu'ils portent à la bouche et qu'ils avalent sans avoir pu la mâcher, des petits remèdes de bonne femme pour la *rache*, les vers, etc. ; parfois une digestion incomplète, la langueur, la faiblesse de l'estomac, la présence des vers, l'action du froid ou une trop forte chaleur, le réfroidissement des pieds par la mauvaise habitude de placer les enfants au sortir de leur lit nu pieds sur le carreau pour les faire uriner, c'est, dis-je, à l'une de ces causes que les enfants doivent leurs douleurs de ventre.

Les coliques des enfants, quelles qu'en soient les causes, sont constamment l'effet de la surexcitation d'une partie plus ou moins étendue du conduit de la digestion, spécialement des intestins. Mais cette irritation n'est que simple et toute nerveuse, ou bien inflammatoire. Dans le premier cas, les coliques sont passagères, au lieu que dans le second elles constituent un état maladif sérieux. Celles qui proviennent d'un trouble passager des voies de la digestion se déclarent inopinément, et, bien que quelquefois très-violentes, elles sont de courte durée, ne se prononcent bien que par les cris qu'elles arrachent aux enfants, quelquefois par des mouvements convulsifs, et dès qu'elles cessent, l'enfant s'endort et tout rentre dans l'état naturel.

Les coliques qui sont liées à l'inflammation de quelques points du canal des intestins, sans être entièrement continues, laissent après elles des symptômes tels que la chaleur et la sensibilité du ventre, quelquefois la chaleur de tout le corps, les vomissements, la soif, la diarrhée, la vitesse du pouls, l'agitation générale et parfois les convulsions.

Les vers, très-communs chez les jeunes animaux irritent souvent aussi les entrailles des enfants. Mais qu'on ne pense pas qu'un enfant ne puisse être malade sans avoir des vers et qu'il soit utile de lui donner de temps en temps des vermifuges pour les tenir en santé. C'est ce malheureux préjugé qui a tant accrédité les vermifuges, dont la vente surpasse celle de tous les autres remèdes, et qui est cause que, pour un enfant qu'on soulage d'une maladie réellement vermineuse, on en tourmente au moins six autres qui n'ont point de vers ou dont ils ne sont pas incommodés.

De l'abus des vermifuges résultent de graves inconvénients pour la santé des enfants : ces remèdes ne doivent leur propriété qu'à leur amertume et quelques uns à leur action corrosive ; de sorte qu'on conçoit que, chaque fois qu'on les administre, ou les fait passer sur la surface interne de l'estomac et des intestins, qui, si tendre, si nerveuse, si sensible, ne manque jamais d'en ressentir une impression désagréable; heureux l'enfant qui s'accoutume à cette impression sans danger ! Mais il n'en est pas de même du plus grand nombre : des vomissements, des mauvaises digestions, des coliques, la diarrhée, la sensibilité et la tuméfaction du ventre, la fièvre, quelquefois les convulsions, sont le plus souvent les résultats de l'excitation réitérée des voies de la digestion par les vermifuges. Malheureux les enfants ainsi souffrants que l'aveugle préjugé continue à torturer ! Combien surtout dans les classes inférieures de la société, que de bonnes mères empoisonnent innocemment avec les vermifuges des charlatans ! Je dis ce que j'ai vu.

Toutefois, que ces considérations ne jettent point dans un excès opposé : ne jamais voir des vers chez les enfants n'est pas plus sage que d'en voir toujours. Apprenons donc, autant que possible, à distinguer les cas où ils

existent, surtout ceux qui réclament les vermifuges.

L'enfant, qui n'est fatigué que par les vers,
éprouve facilement de l'assoupissement avec
de petites contractions convulsives de la face,
et des soubresauts dans les membres ; sa pu-
pille est dilatée, il pousse souvent des cris su-
bits qui expriment des coliques aiguës et passagères ; il a parfois des nausées sans vomissement ; il se frotte plus souvent le nez qu'à
l'ordinaire ; quelquefois sa bouche exhale une
mauvaise odeur ; enfin, l'enfant a déjà rendu
des vers. Si, à ces symptômes ne sont pas
joints ceux qui dénotent l'inflammation des
entrailles, tels que la chaleur des téguments
du ventre, les vomissements, la diarrhée, la
vitesse du pouls, la soif, la rougeur du visage,
etc., une mère peut se permettre l'administra-
tion de quelques vermifuges doux ; mais dans
tous les autres cas, elle doit s'éclairer de l'avis
d'un médecin.

Qu'on ne s'imagine pas qu'il soit tant facile
de signaler la présence des vers dans le corps.
Si les plus habiles médecins se sont mépris à
cet égard, peut-on admettre plus de discernement dans les gens du monde ?

Les convulsions des enfants sont inhérentes

à leur organisation : la prédominance de leur cerveau pour alimenter la prodigieuse activité de leur intelligence et pour fournir abondamment de la vie à toute l'économie animale pour son entretien et son développement progressif, est ce qui donne aux enfants tant de sensibilité, et qui les rend si impressionnables aux affections physiques et morales ; il en est chez qui cette prédominance est plus prononcée, et ce sont ceux-là qui sont le plus facilement atteints de convulsions et de maladies du cerveau.

En général, les enfants à tête volumineuse, blonds, qui ont la peau fine, blanche, le teint vermeil, dont le visage se contracte à la moindre impression et qui pleurent et rient avec une facilité extrême, sont les plus sujets aux convulsions. Avec une telle disposition, une indigestion, une colique, la présence des vers, une contrariété quelconque, l'action du froid ou du chaud, surtout du soleil, une de ces causes, dis-je, suffit pour les provoquer. La pléthore, c'est-à-dire une exubérance de vie et de sang, est encore une circonstance très-favorable à leur développement.

Les convulsions se déclarent subitement et se prononcent par des contractions désordonnées des membres et de toutes les parties du corps ; l'enfant est agité de tremblements, ses yeux sont renversés ; sa respiration est entre-coupée, ses machoires se serrent et produisent le grincement de dents ; parfois sa langue s'en-gage et se trouve mordue ; son visage se ré-froidit et prend une teinte violacée ; une salive écumeuse sort de sa bouche ; aux con-tractions succéde la mollesse des muscles et des membres comme dans l'état de mort ; après quelques moments la crise cesse et tout dis-parait. D'autre fois, les accès se succèdent et la mort met fin à cet horrible état.

Peindrai-je, à côté de l'enfant en proie aux convulsions, l'état de sa malheureuse mère ? Il n'est pas d'être au monde plus tourmenté qu'elle : l'air retentit de ses cris ; elle arrose son enfant de ses larmes, et, par ses baisers réitérés, elle voudrait lui communiquer sa vie, qu'elle lui sacrifierait sur le champ ; elle n'est plus.... son cœur ne peut résister à tant de douleur.... elle s'évanouit et revient à la vie pour jouir de l'ineffable bonheur de retrouver son enfant ou pour le pleurer toujours.

Rien de plus simple que la prophylaxie pro-pre à garantir les enfants des coliques des vers et des convulsions. Observer et se guider par la nature voilà, le précepte. Puisque nous sa vons que les viscères du corps qui ont le plus d'action, sont ceux qui sont les plus disposés aux troubles morbides, que les mères dirigen donc leur attention vers le ventre et la tête de leurs enfants : nourrissez-les, mais ne le gorgez pas ; donnez-leur une nourriture appropriée à leur âge et à la force de leur estomac ; n'ajoutez rien au lait de la nourrice, s'il est assez abondant et nourrissant : donnez de l'eau d'orge, de l'eau sucré, s'il est trop nourrissant : donnez au contraire, des panades, du lait de vache ou de chèvre, alternativement pur et coupé, s'il n'est pas assez nourrissant ; ne donnez jamais aux enfants à la mamelle du pain, de la viande et autres mets, parce qu'ils n'ont point de dents pour les mâcher, et que, lors même qu'ils pourraient les mâcher leur estomac n'a pas la force suffisante pour les digérer ; s'ils sont constipés, donnez-leur de petits lavementts simples ; baignez et lavez-les souvent, afin qu'ils soient toujours aussi propres que possible, et que leur peau assouplie, fournisse facilement passage à l'humeur de la transpiration ; tenez-leur les pieds chauds ; ne les forcez pas à dormir s'ils n'ont pas sommeil en les berçant, ni à rester au lit s'ils ont besoin

l'étendre et de remuer leurs membres ; ha-
billez et couvrez-les selon la température, afin
qu'ils n'aient ni trop chaud, ni trop froid ; ne
les exposez pas nus à l'action du soleil ; sans
satisfaire à tous leurs désirs, épargnez-leur,
avec sagesse, autant de contrariétés que possible ; enfin, ne leur donnez jamais de votre
chef des remèdes actifs. Avec cela, que les
nourrices s'observent : qu'elles se nourrissent
d'aliments appropriés à la force et à l'habitude de leur estomac ; qu'elles évitent le vin
pur, les liqueurs et les excès quelconques ;
qu'elles ne se livrent pas à des travaux trop
pénibles, qu'elles donnent à leur corps le repos
nécessaire, que leur raison étouffe les passions,
en un mot, qu'elles soient tout à leur devoir.

Avec cette hygiène, les enfants, élevés selon
les vœux de la nature, prospèrent entre les
bras de leurs nourrices : ils ne sont pas dé-
vorés par les coliques et les vers, et les convulsions ont moins de prise sur eux.

Toutefois, si leur ventre se prend, empres-
sez vous de réduire un peu leur nourriture
habituelle ; donnez leur de petits lavements
émolliens ; recouvrez leur ventre d'une application adoucissante ; donnez leur de l'eau
sucrée et préférablement de l'infusion de fleurs

de mauve, et vous maîtriserez bientôt un mal qui, livré à lui-même ou exaspéré par des drogues irritantes ou l'usage continué d'une nourriture contraire, acquiert rapidement de la gravité.

Que si c'est le système nerveux qui est sur-excité et que des soubresauts et l'agitation générale marquent la disposition aux convulsions, baignez l'enfant dans une eau tiède, tenez son ventre libre par des lavements émolliens, ne troublez pas son sommeil, couchez-le de manière qu'il ait la tête un peu plus haute que le reste du corps, soyez lui toujours agréables, ne lui couvrez pas trop la tête, faites lui prendre de l'eau sucrée à l'eau de fleurs d'orangers, promenez-le en lui évitant l'action vive du soleil et vous parviendrez à conjurer les convulsions.

Mais ce mal peut saisir subitement un enfant qui, éloigné des ressources, n'a que les secours de sa mère ou de sa nourrice. Ainsi, bien que les convulsions réclament des moyens différents suivant les causes et l'état du sujet, ce qu'on ne peut indiquer ici, voici les moyens généraux qu'une mère peut employer en attendant l'arrivée du médecin. Débarrassez l'enfant de tout lien ; faites-lui des frictions sur

outes les parties du corps avec la main un
eu graissée d'huile d'olive ; appliquez-lui sur
a tête une coiffe mouillée d'eau vinaigrée
rès-froide, et aux pieds des cataplasmes
hauds saupoudrés de moutarde ; mettez-le
usqu'au cou dans un bain tiède ; enfin faites-
ui avaler, s'il est possible, quelques cuillerées
'un mélange composé d'une cuillerée de sirop
'éther, d'une cuillerée de sirop de fleurs
'oranger et de trois cuillerées d'eau.

J'ajouterais ici une recette contre les coliques
t une autre contre les vers qui, entre les mains
'une mère, peuvent être de quelqne utilité.

Contre les coliques : faites un mélange d'une
artie d'huile d'amandes douces, de deux par-
es d'eau simple et d'une partie de fleurs d'o-
inger dont on administre quelques cuillerées
café.

Contre les vers : un mélange d'une cuille-
e à café de jus de citron, d'une d'huile d'o-
e, de deux d'eau de tilleul et de 5 à 6 gouttes
éther sulfurique, qu'on fait prendre en une
deux doses. Ce contre-vers simple est pré-
able à la mousse de Corse, qui est très-nau-
abonde et qui irrite facilement les intestins.

La vaccine est une des découvertes qui honorent le plus l'humanité. Quoi de plus admirable, en effet, que de pouvoir assurer des générations entières contre le fléau dévastateur de la petite vérole, au moyen de trois ou à quatre piqures, suivies d'autant de boutons et d'une fièvre à peine appréciable ! Soixante années militent en faveur de cette découverte et répondent suffisamment aux préjugés qui en ont gêné la propagation.

Des diverses objections contre la vaccine, la plus spécieuse est qu'elle ne préserve pas toujours de la variole puisqu'on a dit-on, une foule d'exemples de sujets vaccinés qui en ont été atteints, A la vérité, on a vu des enfants vaccinés dont les boutons avaient tous les caractères de la bonne vaccine, et qui ont été atteints de la petite vérole. Ces exemples, bien qu'encore très-rares, sont incontestables. Toutefois, il est bon de dire que ces faits sont infiniment moins nombreux qu'ils le paraissent d'abord, en ce qu'il faut distraire ceux qui appartiennent à la fausse vaccine qui, généralement répandue, n'est nullement préservative. D'un autre côté, il est des sujets dont la constitution est tellement favorable au développement de la variole, qu'ils peuvent l'éprouver deux fois comme on en a des exemples, au lieu que d'autres, en vertu d'une prédisposition contraire, n'en sont jamais atteints. Eh bien ! il en est de même du vaccin : chez tels sujets, les plus petites piqures sont suivies de gros boutons, tandis que chez d'autres, il faut vacciner plusieurs fois et avec beaucoup de soin pour obtenir une éruption ; il en est même chez lesquels toute tentative est infructueuse. Les premiers de ces sujets répondent parfaitement à ceux que la variole atteint plus d'une fois, et l'on conçoit qu'ils ne doivent pas être plus à l'abri de la contagion de la petite vérole après en avoir été atteints une seule fois qu'après une seule vaccination. Au reste, il est positif que la variole, qui attaque les enfants vaccinés, est presque toujours bénigne ; ce qui milite encore en faveur de la vaccine. En sorte que, si dans les cas rares où elle ne préserve pas, elle a néanmoins la propriété d'atténuer l'éruption, on est donc forcé d'admettre qu'elle est, dans tous les cas, plus ou moins utile.

D'ailleurs, pour plus de sécurité on vaccine deux fois, quoique la première vaccination ait bien réussi. Chez le plus grand nombre des sujets, soumis à cette seconde épreuve, l'éruption que produit l'inoculation du virus avorte

les premiers jours, et il est probable que ceux
chez lesquels elle marche avec les caractères
ordinaires, auraient été atteints deux fois de
la petite vérole, ou que le premier vaccin ne
possédait pas toutes les qualités requises. Toutefois, on observe, dans la majorité des cas, que
cette seconde éruption s'écarte plus ou moins
de la vraie vaccine, et qu'elle est regardée
comme une des sources de la fausse vaccine.
Il en est de même de la seconde éruption de la
petite vérole qui s'écarte toujours un peu du vrai
type variolique et se rapproche plus ou moins
de la fausse variole, connue sous les noms de
varioloïde et de varicelle.

Ainsi, il est bien de faire subir aux enfants
une seconde vaccination quelques années après
la première, de préférence de l'âge de cinq à
quinze ans ; on doit d'autant moins répugner
de les soumettre à cette nouvelle épreuve, que
l'opération en elle-même n'est rien, et incapable, dans aucun cas, de troubler sérieuse-
ment leur santé.

Quoique la vaccine réussisse à tous les âges
et dans toutes les saisons, le but de la vaccination étant de préserver de la petite vérole, on
ne saurait vacciner de trop bonne heure les
enfants. D'un autre côté, dans le bas âge, l'in-

sertion du vaccin est plus facile et les accidents inflammatoires moins intenses, Toutefois, comme la variole atteint rarement les enfants dans les premiers temps de leur naissance, il ne paraît pas utile de les vacciner trop jeunes.

Quant à la saison, on vaccine toute l'année avec succès ; néanmoins, il faut, autant que possible, préférer les saisons tempérées, telles que le printemps et l'automne, l'été est plus défavorable que l'hiver. Au reste, c'est surtout au printemps et en automne que les maladies éruptives se montrent et que le virus-vaccin paraît avoir plus d'énergie.

Une question d'une grande importance c'est de savoir si le virus-vaccin n'est pas susceptible de recevoir une modification quelconque des vices morbifiques dont le sujet auquel il a été inoculé peut être entaché? Des expériences nombreuses et consciencieuses ont été faites à ce sujet ; elles ont démontré que le vaccin, pris sur des enfants atteints d'affections plus ou moins contagieuses telles qne gâles, dartres, teignes, etc., n'a jamais engendré aucune de ces maladies.

De sorte qu'il est sûr que le vaccin ne produit que du vaccin. Toutefois, il faut le dire, il est difficile de convaincre les mères à cet égard ; le sentiment parle plus haut que la raison, et la répugnance est invincible quand il s'agit de donner à leurs enfants bien portants du vaccin pris sur un sujet malade ; et j'avoue que malgré toutes les expériences en faveur de l'inocuité du vaccin, j'aurais moi-même à me défendre de cette répugnance. Au reste, rien n'est plus facile que de trouver du vaccin sur des enfants sains ; mais il ne faut pas que le préjugé vous porte à rechercher la constitution et la santé de leurs parents et celle des sujets qui l'ont fourni antérieurement. De telles considérations, dénuées de raison, sont dans quelques localités, une des entraves à la propagation de la vaccine.

Si l'on ne consulte que le précepte de la nature, on ne doit sevrer l'enfant que lorsqu'il lui a poussé des dents, afin qu'il puisse agir par la mastication sur des aliments plus substantiels que le lait ; et c'est ordinairement vers la fin de sa première année que ses machoires se garnissent de dents. En sorte que ce n'est guère qu'à cette époque que le sevrage devrait avoir lieu. Mais que de circonstances pour sevrer plus tôt ou plus tard ! Tel enfant supportera mieux cette épreuve à six mois, que tel autre à un an ; comme telle mère est moins

capable de nourrir six mois que telle autre deux
ans. En général, quand tout concourt favora-
blement à l'allaitement, il est important de ne
pas sevrer les enfants avant un an révolu, et
même il ne faut pas craindre de retarder le sevrage s'ils sont dans le fort de la dentition,
s'ils sont malades ou si la saison est contraire.

Le printemps et l'automne sont les époques
de l'année les plus favorables au sevrage.
L'été lui est nuisible, et il faut éviter, autant
que possible, qu'il ait lieu dans les mois d'août
et de septembre ; car la chaleur humide de
cette époque, si favorable au développement
de la dyssenterie, agissant de concert sur les
enfants sevrés avec le changement de nourriture, ne manque pas de faire naître chez
eux cette maladie avec les caractères les plus
sérieux.

Il est des cas où l'on peut sevrer après le
cinquième mois sans inconvénient, c'est-à-
dire quand l'enfant est bien constitué, que la
saison est propice et qu'on y est forcé par une
maladie de la nourrice ou par l'état de grossesse. Il vaut mieux alors sevrer et allaiter ar-
tificiellement l'enfant que de l'exposer à tomber entre les mains d'une mauvaise nourrice.

D'ailleurs, si la maladie de la nourrice ne dure pas longtemps, le lait se reproduit et l'enfant peut reprendre le sein.

La grossesse chez la femme qui allaite est généralement considérée comme capable de dépraver le lait et de nuire à la santé du nourrisson. Aussi ne manque-t-on jamais de faire de vifs reproches à la nourrice salariée qui cache sa grossesse. L'expérience a démontré suffisamment que cette circonstance altère peu la qualité du lait, mais bien sa quantité ; de sorte que si l'enfant en souffre, c'est parcequ'il ne trouve pas assez de nourriture dans le sein de sa nourrice. Du reste, chez beaucoup de femmes, ce n'est guère qu'au troisième mois de la grossesse que le lait commence à être moins abondant, ainsi il ne faut donc pas s'inquiéter de ce que l'allaitement a eu lieu dans la grossesse. Toutefois, il est prudent que la nourrice qui se sent dans cet état, cesse de nourrir, autant dans l'intérêt de son nourrisson que dans celui de l'enfant qu'elle porte dans son sein.

Il faut préparer l'enfant au sevrage, afin qu'il s'aperçoive peu du changement de nourriture ; pour cela, il convient de l'habituer d'avance et par degré, au lait de vache coupé, puis pur et aux panades, et lorsqu'il a pris goût à cette nourriture et que son ventre la digère bien, le sevrage n'est plus qu'un badinage. Les enfants ont, en général, les sentiments passagers, aussi ne sentent-ils qu'un moment la perte de leur nourriture favorite.

Si l'on sèvre l'enfant avant le terme ordinaire, il faut suppléer le lait de la nourrice par celui de vache ou de chèvre, qu'on lui donne un peu coupé avec de l'eau d'orge ou de l'eau sucrée, puis pur, pour toute nourriture quelque temps, et auquel on ajoute ensuite les panades. C'est ainsi qu'on élève de très-jeunes enfants à la faveur d'une petite bouteille garnie d'un mamelon artificiel et connue sous le nom de téterelle.

La dentition est très-orageuse chez nombre d'enfants, et rien alors ne leur est plus utile que le lait de leurs nourrices ; car dans ce moment ils refusent toute autre nourriture. Comme les enfants ont besoin de mordre pour faciliter la percée des dents à travers les gencives, on leur donne pour hochets des petits bâtons de racine de guimauve, de réglisse ou des croûtes de pain; ces substances sont préférables aux corps durs de bois ou de métal ; elles portent, d'ailleurs, une action émolliente dans la bouche.

On donne successivement à l'enfant sevré des potages plus substantiels, des œufs à la coque, des fruits cuits et plus tard quelques viandes blanches ; on varie un peu ce régime selon sa constitution.

L'homme, bien qu'il soit essentiellement omnivore, c'est-à-dire que, par la conformation de ses dents et de son estomac et par son appétence naturelle, il puisse se nourrir de toutes les substances alimentaires dont chaque animal, en particulier, choisit pour sa pâture celles qui lui sont appropriées, ce qui, sous ce rapport comme sous bien d'autres, l'élève au-dessus d'eux, il paraît démontré que les substances végétales, multipliées à l'infini sur la terre et divers produits naturels de quelques animaux, tels que lait, beurre, fromage, œufs, constituent la nourriture la plus favorable à son bonheur et à sa longévité.

D'un autre côté, si l'on passe en revue les nombreux peuples qui ne se nourrissent presque que de ces substances, on est forcé d'admettre que l'homme peut se nourrir sans être obligé de déchirer entre ses dents la chair d'innocentes victimes, et que cette dernière ressource ne lui a été donnée qu'afin qu'il ne put jamais manquer d'aliment.

On remarque que les peuples qui s'abstiennent de viandes, fournissent les hommes les plus robustes, les moins exposés aux maladies, aux passions, et ceux dont la vie dure le plus longtemps. Les brames des Indes, qui ne se nourrissent que de banane et de fruits de palmier, vivent fréquemment au-delà d'un siècle. Les nègres, qui supportent tant de travaux, ne vivent que de manioc, de patates et de maïs. Au reste, observez, en Europe, la santé, la force et la belle constitution de la plupart des paysans, surtout des Suisses, qui mangent peu de viande, et dont la nourriture habituelle consiste en soupe, laitage, racine et légumes ; parcourez les villages et vous trouverez que les plus beaux enfants sont ceux des prolétaires qui ne vivent que de soupe et de pommes de terre.

Si vous voulez d'autres preuves des avantages pour la santé et la force des corps du régime végétal, consultez l'histoire, et vous y verrez que Pythagore, célèbre philosophe grec, qui prêchait ce régime qu'il observait lui-même rigoureusement, était le plus bel homme de son temps ; et que c'est de sa secte que sont sortis Epaminondas, si célèbre par ses vertus, Milon de Cretone, par sa force, etc. Les enfants des Perses, du temps de Cyrus et par son ordre, étaient nourris de pain, de lait et de cresson ; et ce fut avec ces enfants, devenus des hommes, qu'il fit la conquête de l'Asie. Lycurgue introduit aussi le régime végétal dans l'éducation des enfants de Lacédémone.

Or, si vous voulez prolonger la fraicheur, la santé et les joies de l'enfance, donnez peu de viande à vos élèves ; ce qui, du reste, est conforme à leur goût. Voyez, en effet, un enfant élevé dans la simplicité de la nature, voyez-le à une table somptueuse, si propre à réveiller l'appétit et à stimuler les désirs, rien ne le tente et il préfère aux mets les plus estimés, du fromage, la pomme de terre, les fruits. Ce n'est que lorsqu'on l'a habitué à la gourmandise, que tout lui fait envie, qu'il se nourrit mal, qu'il a des fantaisies et qu'il perd les grâces de son âge.

Toutefois, nos enfants étant élevés à nos tables et destinés à suivre nos usages, varions graduellement leurs mets, afin de les former de bonne heure à n'avoir aucune aversion pour un aliment quelconque ; mais évitons leur, aussi longtemps que possible, toute habitude et toute prédilection de nourriture, afin qu'ils puissent s'accommoder, en tout temps et en toutes occasions, des aliments qu'on leur présente. Tout est bon à l'enfant dont le goût n'a pas été dépravé ; il lui faut peu de sucreries. Bien que l'eau soit la boisson dont l'estomac des enfants s'accommode le mieux, néanmoins, donnez-leur quelquefois de l'eau vineuse, de la bière ou du cidre suffisamment coupé ; mais qu'ils ne boivent jamais du vin pur ni d'aucune liqueur spiritueuse.

Les enfants, à cause de leur croissance et de l'activité de leurs fonctions digestives, ont besoin de manger souvent : toutefois, pour ne pas lasser et surcharger leur estomac, habituez-les insensiblement à ne sentir le besoin de manger qu'à des époques sinon toujours régulières, du moins suffisamment éloignées les unes des autres.

Les sucs abondent dans l'enfance pour la croissance du corps, et, si la nutrition est très-active, ils surabondent bientôt. C'est surtout la lymphe qui remplit les aréoles du canevas de nos organes qui se montre surabondante, et c'est, sans doute, pour lui donner un écoulement, que la nature provoque chez les enfauts des flux de ventre, des suintements derrière les oreilles avec engorgement des glandes voisines, auxquels on donne le nom de gourme, et des éruptions vésiculeuses au cuir chevelu, avec suppuration et croutes de diverses espéces, désignées vulgairement sous le nom de râche et qui constituent la teigne, Ces sortes d'émonctoires, quelquefois passagers, deviennent souvent chroniques et durent longtemps sans altérer, d'une manière notable, la santé des enfants.

La diarrhée simple est très-commune chez les enfants à la mamelle, surtout pendant la dentition, et ne constitue ordinairement qu'une indisposition passagère ; mais, en été et en automne, elle acquiert souvent de la gravité autant par l'action irritante de la chaleur atmosphérique sur les voies de la digestion, que par celle du lait de la nourrice qui est devenu échauffant ; c'est alors qu'elle moissonne une foule d'enfants, sous les noms de *flux de sang* et de *dyssenterie*. La gravité de cette maladie est d'autant plus grande, que la dentition et le sevrage viennent, pour concourir à son développement, s'ajouter à une température chaude-humide. C'est dans des cas de ce genre que les meilleures ressources de l'hygiène et de la médecine deviennent insuffisantes.

La diarrhée qui tient à un trouble passager de la digestion. tel que celui déterminé par une nourriture indigeste, ne réclame aucune médication importante ; il faut éloigner la cause et en prévenir le retour ; avec cela, il convient de diminuer la nourriture de l'enfant, afin de donner du repos à son estomac. De l'eau sucrée aromatisée avec quelques gouttes d'eau de fleur d'oranger, une embrocation d'huile d'olive sur le ventre et un lavement émollient, suffisent pour dissiper l'irritation des entrailles.

La diarrhée qui accompagne la dentition ne cède pas facilement, parce qu'on ne peut en faire cesser la cause. Toutefois, il faut employer les adoucissants pour calmer la surexcitation générale occasionnée par la dentition, et diminuer, autant que possible, la souffrance du ventre. C'est le cas d'engager la nourrice à faire choix d'aliments légers, de facile digestion, et à boire de l'eau de riz pour donner à son lait des qualités adoucissantes.

La diarrhée des enfants qui reconnait pour cause une atmosphère chaude et humide, réclame aussi les adoucissants émollients en boissons, en lavements, en cataplasmes, en fomentations sur le ventre et en bains de siège. Si l'enfant tête, le lait de sa nourrice lui suffit pour toute nourriture; s'il est sevré, il lui faut une alimentation très-légère, telle que le lait de vache coupé avec de l'eau édulcorée avec le sirop de gomme, les crêmes de riz, d'orge, les bouillies de farine de maïs et de froment, le tout en petite quantité à la fois. Mais un moyen très-avantageux dans ce cas, c'est le bain tiède de décoction de son et de têtes de pavots; on y laisse l'enfant aussi longtemps qu'il s'y trouve bien, et comme il calme toujours plus ou moins ses douleurs de colique, il y entre avec plaisir et s'y tient assez longtemps.

Il est des cas où l'irritation de l'estomac et des intestins est si intense que tout est rejeté, même les boissons les plus douces; c'est alors que le bain de tout le corps est d'une grande utilité : on le rend nutritif en y ajoutant autant de lait que possible; on y laisse l'enfant plusieurs heures, ou on l'y plonge souvent autant pour le nourrir par la peau, que pour adoucir l'irritation. C'est à l'aide de cette ressource, que des enfants, dont on désespérait, ont pu supporter une abstinence complète de plus de vingt-quatre heures, et donner le temps à la vive inflammation de leur estomac et de leurs entrailles de perdre de son intensité.

La diarrhée qui suit le sevrage, devient quelquefois très-rebelle, en ce qu'elle est l'effet de l'impression irritante sur la membrane veloutée et délicate de l'estomac et des intestins, d'une nourriture échauffante ou trop substantielle. Rien ne convient mieux, dans ce cas, que les adoucissants alliés à une alimentation aussi légère que possible. Quand le sevrage ne date encore que de quelques jours ou de quelques semaines au plus, et que le dépérissement est rapide par la difficulté de la digestion, l'enfant ne retrouve souvent la santé que dans le sein d'une nouvelle nourrice lorsqu'il consent à la téter.

Le suintement morbide, qui se fait derrière les oreilles chez beaucoup d'enfants, principalement chez ceux qui sont à la mamelle, simple ou compliqué de l'engorgement des glandes du cou, ne réclame que des soins de l'hygiène, d'autant plus que cette petite indisposition ne parait pas nuire à la santé de l'enfant qui, au contraire, dans quelques cas, semble en retirer un bénéfice pour la guérison de maux d'yeux et autres. Il est même des cas où l'on provoque, à dessein, un suintement artificiel derrière les oreilles au moyen d'une pommade légèrement vésicante, de préférence celle dite de *Lausanne*, pour établir un point d'irritation propre à détourner une inflammation rebelle des yeux ou toute autre maladie de la tête.

L'engorgement des glandes qui entourent la mâchoire inférieure, est très-facile chez les enfants surtout au moment de la dentition à laquelle il est souvent lié. Il n'y a à opposer à cet état qu'une mousseline ou une cardée de coton, dont on enveloppe le cou de l'enfant ; et ce n'est que lorsque la peau s'échauffe et devient douloureuse, qu'il faut la couvrir d'une mousseline imbibée d'huile d'olive ou d'un cataplasme de farine de lin. C'est à ce moment que les secours de l'art peuvent prévenir l'abcès.

Les éruptions qui se forment à la tête des enfants, connues vulgairement sous le nom de *rache*, et en médecine sous celui de *teigne*, bien que souvent l'effet de la malpropreté, paraissent, dans quelques cas, provoquées à dessein par la nature pour la dépuration d'une lymphe surabondante. Cette maladie est une de celles où la force médicatrice de la nature

est plus puissante que celle de la médecine :
la propreté, une coiffure suffisamment chaude,
une nourriture saine et approprié au tempérament, une habitation salubre, un air pur
sont souvent plus curatifs que les remèdes
vantés.

C'est dans ces cas d'engorgements et d'éruptions chez les sujets lymphatiques, que l'huile
de foie de morue, employée généralement
d'une manière empirique, est indiquée à
cause de la petite qualité d'iode qu'elle con-
tient.

ÉDUCATION MORALE.

L'éducation modifie l'homme, mais ne le change pas, chacun de nous apporte, en naissant, des dispositions instinctives et intellectuelles, dont l'intensité proportionnelle, qui varie à l'infini, établit dans le moral des hommes autant de différences distinctives qu'on en observe dans leur physique. C'est à ces dispositions innées que nous devons nos penchants et nos aptitudes industrielles. Les animaux partagent avec l'homme un grand nombre de ces facultés, mais ce qui nous élève au-dessus d'eux, c'est la conscience, le libre arbitre, en un mot, l'âme dont nous a dotés la providence, autant pour régner souverainement sur tous les corps de la nature, que pour mettre un frein à nos penchants, qui nous assimilent aux bêtes, discerner le bien du mal, et élever notre cœur au Créateur de toutes choses. L'homme qui s'abandonne à tous ses penchants se dégrade et devient le plus méchant et le plus dangereux des animaux. Nourrissons-donc de bonne heure la raison de nos enfants autant pour leur rendre facile et agréable la pratique des vertus, que pour leur faire trouver en elle, au besoin, des ressources puissantes contre les passions.

Pour diriger avec succès l'esprit des enfants, il faut saisir leur naturel, c'est-à-dire les propensions de leur caractère, afin de cultiver le bon aux dépens du mauvais. « L'essentiel, « dit M. de Ségur, est de donner à l'âme un « bon pli, et de faire en sorte que pour elle « le mal soit un accident, et le bien une habitude. »

Mais, pour cela, il ne faut pas que les pères et les mères s'érigent en instituteurs : c'est moins avec des sermons qu'avec des exemples qu'on fait l'éducation. Le point fondamental est d'habituer les enfants à supporter avec résignation le joug de la nécessité, que nous imposent, d'un côté, les choses, et, de l'autre, la raison de la société qui, sous le nom de loi, attache les hommes au bien. N'est-ce pas en effet la sagesse qui dicte les lois ? heureux les peuples dont les législateurs n'écoutent que sa voix ! Soyons-donc les premiers législateurs de nos enfants, afin que soumis à nos sages lois, ils se soumettent plus tard, sans peine, à celles de la nation. Montaigne dit : « que notre principal gouverne- « ment est dans la main des nourrices. » Il aurait dû dire dans la main des mères.

Il est donc bien utile, autant pour le bonheur de l'homme que pour celui de la société dont il fait partie, d'assouplir le caractère de l'enfant moins pour en faire un vil esclave, qu'un être indulgent pour les défauts d'autrui et soumis aux caprices du sort. Mais pour cela, il ne s'agit pas d'asservir despotiquement la pauvre enfance à toutes nos volontés. Il faut, au contraire, la forcer à l'obéissance par ses intérêts et par reconnaissance de nos services, afin de ne porter aucune atteinte fâcheuse à l'amour filial qui, germant de bonne heure et s'enracinant fortement dans le cœur, devient le plus solide appui du bonheur de l'homme et de la société entière. Au lieu que si nous imposons trop notre domination à nos enfants en les soumettant rigoureusement à tous nos caprices, nous faisons naître dans leur cœur la haine avec tout son cortège de vices, et leur apprenons à détester le genre humain.

Cessez-donc d'employer les caresses, les

promesses et les menaces pour amener vos enfants à vos volontés ainsi qu'à celles des personnes avec les quelles ils ont des rapports obligés ; faites peu pour obtenir beaucoup, et que vos commandements, aussi rares que possible, soient toujours nécessaires et irrévocables.

Pour élever de la sorte les enfants, il est de toute importance que tout concoure au même but. Ainsi, que l'enfant trouve donc, dans son père, dans ses grands parents et dans toutes les personnes préposées au service de la maison, la bonté, la douceur, l'équité et la fermeté inébranlable qu'il trouve dans sa mère.

Rien au monde n'est plus nuisible à l'éducation de l'enfant et ne le gâte autant que les ressources qu'il trouve dans la faiblesse de son père, de ses autres parents ou des domestiques contre les volontés de sa mère. Il en est de même vis-à-vis des uns des autres. Il vaut mieux renoncer à toute éducation que de donner à l'enfant de fausses idées de pouvoir et de justice, en le portant à penser que celui qui lui résiste est injuste et despote, puisque d'autres ne savent rien lui refuser. C'est de cette manière qu'il devient exigeant, capricieux, et presque toujours mauvais fils. Que les pères et les mères sachent donc s'entendre pour l'éducation de leurs enfants, afin que, jetant les mêmes semences dans leurs cœurs et qu'aidés de bons serviteurs, ils puissent y faire germer et pousser aussi vite que possible l'amour filial, heureux lien des familles, et le plus solide pied où se puisse enter le chêne de la patrie.

Cette sorte d'éducation, simple et naturelle, présente des avantages incontestables. Et d'abord quoi de plus avantageux que de mettre un frein à l'esprit impétueux des enfants, en appuyant sur leur faiblesse le joug de la dépendance que l'état social nous impose, et qu'on ne peut endurer dans l'âge de la force quand on n'a pas été accoutumé à le porter dans l'enfance. Ensuite l'enfant soumis est plus calme, plus heureux et se porte mieux : il pleure rarement, il a moins de fantaisies, conséquemment moins de contrariétés ; ses jouissances sont sans mélange, son visage est calme comme son âme ; tout en mesurant sa faiblesse au pouvoir des autres, il reçoit d'eux tout avec reconnaissance et, jaloux de l'amitié d'autrui, il met tout son bonheur dans celle de ses parents : plus tard, la société trouve en lui un bon fils, un fidèle ami, un digne époux, un bon père, un citoyen soumis, modeste et indulgent, et un généreux défenseur de ses droits.

Au lieu que l'enfant gâté, habitué à satisfaire à toutes ses fantaisies en forçant la volonté de ses parents, soit par ses ordres, soit par ses prières, ses promesses, ses mensonges et une foule de ruses, ne voit pas qu'il n'est encore qu'une ébauche d'homme, qu'il suffirait de l'abandonner à lui-même pour le faire périr, qu'il ne vit que par les autres et qu'il n'est qu'une misérable créature. Il se croit bientôt un être important et ne voit dans son père, dans sa mère et dans toutes les personnes qui l'entourent, que des sujets faits pour contenter tous ses désirs. C'est surtout sur sa faible et malheureuse mère qu'il exerce sa tyrannie. C'est elle qui lui doit raison de toutes les contrariétés qu'il éprouve de la part soit de ses camarades, soit des domestiques ou d'autres personnes peu indulgentes pour ses caprices. Il faut qu'elle mette à contribution tous les moyens du monde pour apaiser ses cris, sa colère, ses crises de nerfs, en un mot qu'elle consume sa vie à faire un être malheureux.

Le visage d'un tel enfant n'a plus les ris du bonheur et de la douce innocence ; ses yeux ne connaissent pas la douceur du regard et n'expriment que la rudesse et la domination ; ses lèvres sont minces et serrées comme si elles n'avaient pu s'épanouir sous les tendres baisers ; tous ses traits sont agités comme son esprit et il est souvent tourmenté de convulsions.

L'amour filial ne peut germer dans son cœur, soit qu'on accorde à ses volontés ou qu'on leur oppose la violence ; à sa place s'enracinent la flatterie, la dissimulation, la ruse, le mensonge, la haine, la colère et la vengeance. Si rien ne vient modifier le caractère de ce malheureux enfant de manière à lui imprimer une meilleure direction, c'en est fait de lui. Ses parents n'auront pas en lui un fils, ses camarades un ami et l'état un citoyen. Il ne sera point à sa femme, à ses enfants, à ses devoirs ; il ne sera qu'à ses volontés, à ses caprices, à sa tyrannie, à son orgueil ; en un mot, il ne sera rien au monde qu'un être malheureux et méprisable..

O mères, trop faibles mères ! hâtez-vous de rentrer dans la bonne voie d'où vous a fait sortir votre aveuglement ; reprenez votre empire sur vos enfants, et que les mobiles de votre puissance soient l'équité, la sévérité et la bonté.

Cette manière d'élever les enfants pour s'en faire obéir ne blesse nullement l'amour filial ; c'est en opposant un refus motivé à leur désobéissance capricieuse, et surtout en leur faisant éprouver, par ce refus, une privation plus ou moins affligeante qu'on les force, par un retour sur eux-mêmes, à la soumission. Pour peu que l'enfant réfléchisse, il ne peut s'empêcher d'aimer celui qui, sans être plus exigeant que lui, ne se sert de sa supériorité que pour lui faire sentir le prix des bienfaits et la récompense attachée à l'obéissance. Il compare sa faiblesse à la force de son gouverneur, et mesure sa reconnaissance et son amour aux nombreux services et à toutes les bontés qu'il en reçoit à chaque instant ; et qui a plus de droit à son amour que ses parents ?

La méthode généralement usitée pour soumettre les enfants est de combattre sur le champ leur désobéissance, soit en les forçant à obéir, soit en leur infligeant une punition quelconque. Cette rigueur, qui ne manque pas non plus de porter ses fruits, a le grave inconvénient d'exaspérer violemment leur sensibilité, d'aigrir leur caractère, de leur faire sentir trop immédiatement l'action de la force matérielle, de les faire soupirer après le moment où ils pourront secouer le joug de notre domination, enfin de comprimer l'amour filial. De cette manière, l'obéissance, effet de la violence, est plus ou moins forcée ; au lieu que, par l'autre méthode, elle est le résultat de la réflexion et toujours volontaire. Dans le premier cas, l'enfant ne sent que la domination de ses parents ; dans le second, il sent de plus leur équité et leur bonté.

On ne saurait faire naître trop tôt dans le cœur des enfants la bonté, la reconnaissance, l'amitié, en un mot l'amour filial. C'est un levier puissant pour soutenir l'éducation. Ce qu'on obtient de l'amitié est infiniment plus doux, pour celui qui donne comme pour celui qui reçoit, que ce qu'on accorde par contrainte. Mais pour se faire aimer de ses enfants, il faut leur être aimable et respectable, et qu'ils s'habituent à trouver dans leurs parents des amis équitables, plutôt que des maîtres sévères.

Pour cela, les rapports des pères et des mères à leurs enfants doivent être aussi doux que possible, afin de donner aux leurs le même caractère. Que leur langage à tous soit celui de l'amitié! un enfant peut-il trouver un meilleur ami que sa mère, que son père? Et pour un père, une mère, qu'y a-t-il au monde au-dessus de ses enfants?

Les mères pêchent facilement par excès de sollicitude envers leurs enfants. Elles les gênent, les captivent, les ennuyent, les contrarient, les tyrannisent et quelquefois les rendent malades, tantôt par des attentions, des baisers, des caresses sans fin, en un mot par un excès d'amour; tantôt par une suite non interrompue de remontrances, de commandements et d'exigences.

Les pauvres enfants, étourdis par tant de choses, ne savent où donner de la tête, ils sont comme hébétés. Tombent-ils malades, c'est bien pis : on les accable de soins superflus; on les questionne sans cesse, on les touche, on leur tâte le pouls, on les retourne ; on les fait boire lors même qu'ils n'ont pas soif et que leur estomac, par ses soulèvements, dénote qu'il en a assez ; on les charge de couvertures lors même qu'ils ont trop chauds ; on les réveille de crainte qu'ils ne dorment trop ; on les étouffe par des baisers prolongés ; enfin on les alarme par des pleurs. Combien de mères, dans l'ivresse de leur tendresse, allument davantage la fièvre qui dévore leurs enfants, et contribuent à les précipiter au tombeau à force de vouloir les empêcher de mourir.

Que les mères sachent donc donner de la liberté à leurs enfants, afin qu'ils puissent s'ébattre et jouir pleinement de l'âge des ris, des grâces, du bonheur et de l'innocence. L'avenir est si incertain pour eux, qu'il y aurait de la barbarie à les priver du présent.

La puissance n'exclut pas le langage de l'amitié. Bien au contraire, la vraie et solide puissance qui ne peut avoir d'autres fondements que la bonté et l'équité, invite à la confiance, à l'amitié et au respect. Peut-on mépriser celui de qui on tient tout? Et doit-on gêner la reconnaissance en lui imposant les expressions autres que celles de l'amitié la plus vive et du plus tendre amour? Les pères et les mères ne sauraient donc ouvrir trop largement leur cœur à leurs enfants pour qu'ils puissent toujours y épancher le leur.

C'est avec une juste sévérité et une extrême bonté qu'on dirige sans peine les enfants ; mais il faut que ces deux mobiles se prêtent un mutuel appui sans se nuire l'un l'autre. C'est au milieu d'eux que doit croître l'amour filial. Si l'homme, dans sa première et faible enfance, ne sent bien que la dépendance des soins et de la puissance de ses parents, que, toujours soumis, il ne sente plus, en grandissant, que leur amour. C'est en enlaçant étroitement, pour ainsi parler, l'amour paternel avec l'amour filial qu'on lie la famille et la société ; avec cette clé, l'éducation est un badinage.

Le cerveau de l'enfant est un champ neuf dans lequel le créateur a semé, d'un côté, les germes des penchants et des vices dont il a pourvu également les animaux pour leur conservation et leur reproduction ; et, de l'autre, ceux des talents dont il a doté spécialement l'homme pour en faire le roi de la terre, lui donner les moyens de sentir sa bonté ineffable et l'espoir d'une autre vie. C'est surtout aux mères qu'est confiée la culture de ce champ : que de soins, que de prudence, que de sagesse ne faut-il pas qu'elles y apportent pour en étudier d'abord la nature particulière à chaque sujet, et empêcher que les mauvais penchants et les vices, semblables à de mauvaises herbes, n'étouffent les germes de la raison et de la

vertu ! « L'enfant, dit Plutarque, est formé
« par la nature, par la raison et par l'exercice.
« La nature donne le fond, la raison les
« préceptes, l'exercice, la pratique ; de même,
« qu'il faut au blé bonne terre, grain choisi
« et laboureur entendu. C'est dans l'enfance
« dit le même auteur, que l'on jette les fonde-
« ments d'une bonne vieillesse. »

D'après des remarques judicieuses, on est
porté à admettre que les penchants, les vices
et les vertus sont plus ou moins innés ; que
leur développement proportionnel est peu ré-
gulier, et que c'est de cette irrégularité et de
la prédominance d'une ou de plusieurs des
facultés de l'instinct et de l'intelligence, que
résultent la diversité des caractères moraux,
les grands vices, les grandes vertus et le génie.
Les pères et les mères doivent donc épier
dans leurs enfants la tendance de leur moral,
afin de cultiver le bon aux dépens du mauvais,
et de les faire entrer de bonne heure dans la
bonne voie.

Il faut que les parents, par l'heureuse sympathie qui les lie à leurs enfants, cultivent d'a-
bord en eux la bonté, l'équité et la générosité,
afin de donner à ces nobles qualités de l'âme

assez de force pour étouffer les vices dans leur premier développement.

La bonté est le principal mobile qui conduit au bien : heureux les pères et les mères qui la trouvent dominante dans leurs enfants ! c'est de ce sentiment sur lequel est établi l'amour filial, que doit naître l'amour du prochain. Excitez-donc de bonne heure dans le cœur de vos enfants la compassion et la générosité ; rendez les témoins de vos bonnes œuvres, afin de leur faire partager la douce sensation que vous en retirez.

En général, les enfants, peu soucieux de l'avenir, donnent volontiers tout ce qu'ils possèdent, sauf, cependant, ce qui touche à leurs jouissances et à leurs besoins présents ; mais comme ils ne sentent pas l'importance du don, ils demandent facilement ce qu'ils ont donné. Ainsi ne vous bornez pas à faire donner à votre enfant l'obole au pauvre ; mais quand une mére malheureuse se présente à votre porte portant son pauvre enfant, dites-lui : cet enfant a faim, il est trop jeune pour manger le pain de l'aumône, donne-lui un morceau de ton gâteau, tu lui feras grand plaisir ; je récompenserai ton bon cœur. Vous le verrez rompre son gâteau et tendre le plus gros morceau au petit malheureux qui le prendra avec joie et qui, en le savourant, enverra des baisers à son jeune bienfaiteur. Il ne recevra pas moins de sa pauvre mére mille bénédictions. Son tendre cœur s'émouvra, et touché de l'émotion de votre enfant, vous l'emmenerez en l'embrassant tendrement.

C'est ainsi qu'on nourrit, de temps en temps, dans le cœur de son enfant la charité et la générosité, et qu'on fait croître dans le champ de son âme le germe des plus belles vertus, l'amour du prochain, la philantropie; et c'est en favorisant son développement qu'on étouffera celui de l'insensibilité et de l'égoïsme qui est une des plus grandes plaies de la société.

Pour former le cœur des enfants à la bonté, à la commisération, au dévouement, et comprimer le développement de la cruauté qui, chez ceux où elle montre ses terribles caractères, semble être le résultat autant d'un mauvais naturel que d'une mauvaise éducation, accoutumez-les à voir les malheureux, les souffrants. Montrez-leur les blessés, rendez-les témoins des pansements et des différents soins qu'on donne aux malades, surtout ceux que leur prodiguent, dans les hôpitaux, les nobles filles de charité. Ne craignez pas de leur montrer des plaies sanglantes autant pour exciter leur commisération que pour leur faire vaincre la répugnance du sang qui empêche de grandes personnes, du reste bonnes et charitables, de porter du secours à un blessé.

Dans le même but, éloignez vos enfants des scènes de cruauté ; épargnez leur le spectacle des tueries et surtout celui des exécutions de la haute justice, afin qu'ils ne prennent jamais le cruel plaisir de voir palpiter les innocentes victimes comme les plus grands criminels, sous le fer meurtrier.

L'enfant qui se plait à exercer des cruautés sur les animaux montre un mauvais naturel qu'il faut s'empresser de réprimer. Caligula, avant de tuer des citoyens, s'était exercé à percer des bêtes. Caressez les animaux domestiques pour les faire aimer des enfants ; montrez-leur les qualités dont la nature les a pourvus pour l'utilité et l'agrément de l'homme ; et familiarisez-les surtout avec ceux qui se distinguent par leur bonté et leur docilité. Dites-leur que l'animal est aussi sensible qu'eux à la douleur, et que lorsqu'on arrache les plumes à un oiseau on lui fait autant de mal qu'à eux quand on leur arrache les cheveux.

Le mensonge et la dissimulation sont deux vices très-communs chez les enfants mal élévés et qu'une mère soigneuse doit empêcher. Rien n'enlaidit plus le caractère que le mensonge ; il ferme le cœur à la confiance et à l'amitié. Je me plais à citer ici madame Clairville. Son fils Paul ne sait ce que c'est de mentir ; toutes ses actions étant connues d'elle, il ne saurait la tromper. D'ailleurs, elle ne le met jamais autant que possible dans le cas de mentir. S'il lui arrive de commettre une faute et qu'elle en soit bien informée, elle lui dit : « Paul, tu as fait tel mal, tu m'affliges. » Il ne peut rien répondre à cela, la voyant parfaitement instruite de sa faute. Au lieu que si elle lui disait : « qui est-ce qui a fait cela ? » Elle l'exciterait sans doute à répondre ce n'est pas moi, pensant qu'elle n'est pas sûre de son fait, et qu'en lui le cachant, il évitera la honte et la réprimande. Elle préfère passer sous silence ce dont elle n'est pas certaine, plutôt que d'exposer son enfant à la tentation du mensonge.

En observant cette méthode, le mensonge et la dissimulation ne peuvent prendre sur des enfants habitués, depuis leur plus tendre enfance, à lire dans les yeux de leurs mères, et invités par leur bonté et leur amour, à épancher librement leur cœur. C'est en vain qu'ils voudraient dissimuler leurs pensées, elles sont trop accoutumées à se traduire à l'extérieur en caractères irréfragables. Amis du vrai, s'ils deviennent quelquefois victimes de la fausseté, ils iront se consoler auprès de celles qui les ont nourris de vertus, en attendant qu'ils puissent faire la rencontre de bons et sincères amis.

L'enfant est naturellement irritable, vif, impatient et enclin à la colère. Cela tient à la prédominance de son système nerveux et à sa grande sensibilité. Il faut donc faire en sorte de l'exaspérer le moins que possible. Rien n'est plus contraire que d'exciter les enfants à l'impatience et à la colère, comme se plaisent à le faire certaines personnes par amusement et par plaisir. Ne pouvant y parvenir qu'en leur opposant une injuste et violente résistance, vous leur donnez d'abord une mauvaise ou fausse idée de votre caractère ; mais le plus grand mal que vous leur faites, c'est que vous mettez leur esprit dans une disposition à se fâcher à la moindre résistance ; et bien que vous leur annonciez que ce n'est qu'un badinage, l'impression n'en produit pas moins son effet pour l'avenir.

La distinction des sexes chez les enfants se montre moins par les signes extérieurs que par des particularités de goût et de caractère. La jeune fille n'a pas l'impétuosité du garçon ; on la voit fixée à une poupée, avec laquelle elle multiplie ses jouissances. Tantôt elle la tient dans ses bras, la presse contre sa poitrine et l'embrasse tendrement ; tantôt elle la couche dans un petit lit auprès duquel elle s'agenouille, et, tout en la couvrant, elle lui prodigue mille tendresses ; d'autre fois, elle la fait danser sur ses genoux, ou la fait marcher en la tenant par la main ; enfin, elle lui parle, la fait parler, lui répond, lui sourit, l'endort et profite de son sommeil pour sortir et se livrer à des jeux plus actifs, tels que la course, la danse, auxquels l'excitent sans doute la vivacité de ses nerfs et le besoin d'agir de ses membres. Mais dès qu'elle rentre, elle revient à sa poupée. Par ces simagrées qui sont moins une singularité qu'une affection de son cœur, ne semble-t-elle pas faire d'un côté la répétition des soins que la tendresse de sa mère lui a prodigués, et, de l'autre, s'exercer aux doux devoirs qu'elle sera appelée un jour à remplir ? De tous les sentiments, l'amour maternel est celui qui entre le premier dans le cœur de la femme et qui vit avec lui jusqu'à son dernier battement. C'est un beau don de Dieu, que ce sentiment qui naît avant les amours et qui leur survit. Qu'elle est sublime la prévoyance divine qui donne à la petite fille l'amour des enfants dans l'amour d'une poupée ! L'amour maternel est le lien de la nature.

La jalousie, pénible sentiment, dont Dieu a jeté le germe dans le cœur pour augmenter le prix de l'amitié et de l'amour, est très-prononcé chez les enfants ; elle est chez eux une conséquence de leur attachement pour leurs parents et des soins affectueux qu'ils en reçoivent. Elle est donc fondée sur la crainte de perdre à la fois leur amitié et leurs services. On la voit quelquefois dans des enfants attachés encore au sein maternel, mais le plus souvent dans la seconde enfance. Dans tous les cas, elle plonge rapidement le sujet qui l'éprouve dans une sorte de tristesse, de langueur, dont les suites sont souvent très-fâcheuses. Parfois provoquée par des caresses accordées à un chien, à un chat, à un oiseau, et plutôt encore à un enfant étranger, la jalousie est le plus souvent l'effet de la prédilection. Cette dernière cause est d'autant plus terrible, qu'elle perce à chaque instant le cœur du pauvre enfant, qui souffre de la préférence de son père ou de sa mère.

La prédilection s'établit quelquefois insensiblement dans le cœur des parents, surtout quand elle y est introduite par des qualités filiales transcendantes. Alors, bien qu'elle semble naturelle et légitime, elle n'en est pas moins cruelle, en ce qu'elle fait des victimes de pauvres enfants qui, moins dotés par la nature ou qui cachant ses dons, ont peut-être plus de droits à la tendresse de leurs parents, surtout de leurs mères. Mais c'est bien pis, quand la prédilection est capricieuse et qu'elle est fixée, par exemple, sur l'enfant que le hasard a fait naître le premier, ou sur tel ou tel sexe. C'est bien alors qu'elle est injuste et même barbare.

Une bonne mère aime également ses enfants : elle protège les faibles, encourage les forts, leur ouvre à tous son cœur en les invitant, par sa bonté et ses caresses, à y épancher leur amour. N'ont-ils pas occupé la même place dans son sein ? Ne sont-ils pas tous nés faibles, lui tendant leurs petites mains pour implorer son amitié et son appui.

L'enfant préféré rend malheureux ses frères et sœurs par les tourments de la jalousie, et fait souvent payer cher à ses parents, tôt ou tard, leur aveuglement, et presque toujours en faisant refluer sur eux le malheur de sa vie. En effet, il croit, par la préférence qu'on lui accorde, qu'il vaut mieux que ses frères et sœurs ; cette première erreur le rend vain et dédaigneux, et l'empêche de goûter le plaisir de la douce harmonie fraternelle. Habitué à ne jamais trouver dans son père et sa mère aucune résistance à ses volontés, il les considère moins comme ses maîtres que comme ses esclaves, et sent à peine les douceurs de l'amour filial. Contentant sans gêne tous ses caprices, il s'instruit mal et ne peut acquérir de la modestie.

Avec ces défauts il entre dans le monde : là, il devient opiniâtre, querelleur, mauvais camarade, parcequ'il y rencontre à chaque instant non des parents qui ne sauraient le contredire, mais des égaux ou des supérieurs qui le traitent avec d'autant moins de ménagement qu'ils le voient infatué de prétentions. Dédaigné des honnêtes gens, il se livre au jeu et à la crapule, et trop heureux ses parents s'il ne les déshonore pas en roulant de vices en vices jusqu'au crime.

L'enfant, dont le cœur est rongé par la jalousie, effet de la prédilection, devient triste, morose, et tombe dans une langueur qui souvent l'accompagne jusqu'au tombeau. Il soupire, et cherche en vain les yeux de sa mère dont le cœur dur ne veut se partager. Oh ! heureux cet enfant qui peut se consoler dans les bras d'une seconde mère, de l'injustice de ses parents, oublier leur faiblesse, les aimer toujours et chercher toutes les occasions de les servir et de conquérir leur amour ! oh ! heureux aussi le père et la mère qui, délaissés et méprisés de l'objet de leur prédilection, trouvent pour consolation, un dévouement sans bornes dans le cœur d'un fils oublié !

Que les parents, les mères surtout, se mettent donc en garde contre tout sentiment de prédilection; qu'ils aiment également leurs enfants, en les récompensant toutefois, chacun selon son mérite, et qu'ils les invitent tous avec bonté à venir, sous leur aile tutélaire, se pénétrer de la chaleur de leur amour.

L'éducation des enfants commence peu de temps après leur naissance, et tout ce qu'ils retiennent dans l'espace de quelques années est prodigieux. C'est par la vue, l'ouïe, l'odorat, le goût, le toucher, qu'ils apprennent à reconnaître ce qui est utile ou nuisible, agréable ou pénible à l'homme ; et c'est par les bon exemples autant et plus que par les préceptes, qu'on les prépare à être vertueux et heureux.

Toute méthode est bonne pour apprendre à lire à l'enfant, et la meilleure est celle qui plait le mieux à sa mère ; car c'est elle qui doit s'en charger. Une bonne mère, quelles que soient ses occupations, trouve toujours des moments à donner à ses enfants, et c'est pour elle une jouissance que de former leur langage et de leur apprendre à exprimer nettement leurs idées, bien sûre d'en retirer la première les fruits en facilitant l'expression de leur tendresse filiale.

Un point essentiel de l'éducation est de donner à la constitution des enfants toutes les facilités possibles pour se développer et se fortifier. Les enfants, de même que les jeunes animaux, ont besoin de faire beaucoup d'exercice, autant pour épancher leur vie surabondante que pour assouplir et développer leur corps. Aussi convient-il que leurs mouvements ne soient nullement gênés. La souplesse, les grâces ne se montrent unies aux belles formes que chez les sujets dont l'enfance, dégagée de tout lien et de toute contrainte, a pu s'a-

bandonner librement à la gymnastique naturelle. Il faut donc que le vêtement de l'enfant
soit léger et peu gênant.

La propreté du corps et des vêtements est
une des principales sources de la santé : une
mère attentive doit être diligente et tenir ses
enfants dans le plus grand état de propreté.
Leur visage, leurs mains et leurs pieds doivent être souvent lavés ; leur chevelure exacte-
ment peignée ; leur linge suffisamment renouvelé et leur vêtement extérieur, sinon élégant
du moins propre et bien mis. C'est surtout le
matin à son lever qu'on doit habituer l'enfant
à ces soins de propreté, afin que toute sa vie il
en sente le besoin et le plaisir.

Les bains, comme moyen de propreté et de
salubrité, sont d'une grande utilité. C'est en
les alliant à des exercices gymnastiques que les
anciens, les fiers romains surtout, donnaient
tant de souplesse et de force à leurs corps et
se rendaient capables de travaux et de fatigues
inouïs.

C'est surtout par l'exemple que se fait l'éducation. Les pères et les mères ne sauraient
donc trop s'observer afin de se montrer à leurs
enfants pour aussi bons modèles que possible.
Ils doivent aussi les entourer de sages et hon-

nêtes serviteurs et leur éviter la fréquentation d'enfants vicieux. Rien n'est plus avantageux à l'éducation morale de l'enfant que les préceptes qu'il reçoit de ses parents, surtout quand ils coïncident avec une vie exemplaire. Ne rendons jamais témoins nos enfants de nos différends ; et si nous avons des vices dont nous ne puissions nous défendre, faisons en sorte de les soustraire à leurs regards innocents, afin qu'ils soient meilleurs et plus heureux que nous. Qu'on ne croie pas que les remarques d'un enfant de six à sept ans soient insignifiantes pour les déterminations à venir. Il n'est que trop vrai que la direction que le moral prend à cet âge devient le principal fondement du caractère de l'homme, et que la plus grande partie de l'éducation est fournie par l'exemple ; car, comme le dit Sénèque, la route du précepte est longue, celle de l'exemple est plus courte et plus sûre.

Tout est tendre et irritable dans l'enfant. Les fibres de son cerveau vibrent aux moindres impressions de ses sens, et représentent vivement à son âme le tableau de l'objet qui l'a frappé.

Les enfants ont en général beaucoup de sensibilité intellectuelle, leur esprit est tout d'imagination : tout ce qu'ils voient, tout ce qu'ils entendent, en un mot tout ce qui les touche s'imprime promptement dans leur cerveau ; ils possèdent ainsi une foule d'images que leur facile mémoire leur représente sans cesse, et qu'ils aiment à rapprocher comme pour s'amuser ; ils en tirent quelques idées, quelques saillies, mais ils ont peu de conception, peu de jugement ; leur tête est trop faible pour ces grandes opérations de l'esprit.

L'intelligence est plus ou moins précoce chez les enfants. Il en est où elle paraît tout ensevelie dans la matière, et d'autres, au contraire, où elle domine d'une manière prodigieuse. Ce dernier état, bien que flattant l'amour propre des parents, est loin d'être préférable. De fait, où se montre cette intelligence précoce qu'on admire ? ordinairement dans une constitution grêle, chétive, toute de tête et de nerfs, irritable à l'excès : l'imagination est vive, vraiment étonnante ; mais examinez de près et vous ne trouverez qu'un babillard, un questionneur, un importun, un singe, et souvent un impertinent. Si l'on prête attention à ce petit prodige et qu'on se plaise à en faire parade, ce dont un père et une mère ne peuvent guère se défendre, il s'en aperçoit, multiplie ses petites comédies pour amuser ceux qui l'écoutent, se croit un sujet remarquable, prend de l'amour-propre et bientôt une sotte vanité. Cet enfant, dit-on, est trop gentil, trop aimable pour le contrarier, se refuser à ses volontés ; d'ailleurs, il est trop nerveux, trop irritable pour le corriger ; il sera bientôt assez raisonnable pour suivre tous les conseils qu'on lui donnera. C'est ainsi qu'on le gâte, et que loin de l'adoucir, on le rend plus irritahle, plus difficile, plus capricieux, en un mot, plus exigeant.

Cet enfant qu'on admire a trop d'esprit pour ne pas le cultiver de bonne heure ; il annonce de grandes dispositions, il fera un jour l'illustration de sa famille. C'est ainsi que pensent et parlent les parents, et que disent les flatteurs qui les entourent. On lui donne donc des maîtres avant que son organisation physique, surtout celle de son cerveau, ait acquis la consistance suffisante pour soutenir le travail de l'esprit,

De tout cela peuvent résulter deux graves inconvénients. Le premier et le plus funeste est la destruction du physique par le moral. En effet, cet enfant tout nerfs et tout esprit, retient trop de vie dans sa cervelle. Celle-ci, tendre et assaillie par trop d'action, se lasse, s'irrite, et, au moindre trouble morbide, devient le siège d'une fièvre dite cérébrale, s'engorge et s'anéantit sous le poids d'un épanchement séreux, sous le nom d'hydrocéphale.

Le second inconvénient n'est pas moins grand : c'est de voir ce prodige d'esprit n'être qu'un sujet très-ordinaire à l'âge de vingt ans, incapable de parcourir la carrière d'illustration ouverte aux esprits consistants et bien nourris. Le cerveau, comme tout autre organe, forcé à un exercice prématuré, après avoir donné sa jeune et vive action, s'énerve et tombe dans une sorte de vieillesse, de nullité.

Il est donc très-important de cultiver à la fois le corps et l'esprit de l'enfant de manière à maintenir entre eux un certain équilibre, afin que l'un n'étouffe pas l'autre, et qu'ils arrivent également à se prêter appui réciproquement. Ainsi, au lieu de favoriser la précocité de l'intelligence, il faut, sans la comprimer tout à fait, ne lui fournir que peu d'aliments, et imiter en cela le jardinier intelligent qui augure mal d'un arbre qui, dans sa jeunesse, pousse trop de fleurs et dont il élague les bourgeons fruitiers et les branches gourmandes, afin d'en favoriser la nutrition et l'accroissement, sacrifiant sagement le présent à l'avenir. Cette considération est surtout applicable aux enfants qui apportent en naissant une disposition prononcée aux maladies du cerveau, caractérisée, d'un côté, par une tête volumineuse, des membres grêles, une fibre molle ; et, de l'autre, par une sensibilité excessive, quelques mouvements convulsifs généraux ou partiels, un visage animé et très-expressif, une grande susceptibilité morale et une intelligence remarquable. Chez ces sujets, le système nerveux regorge de vie aux dépens des autres domaines de l'économie animale, et c'est de ce défaut d'harmonie que naissent l'irritation, l'inflammation et l'hydropisie du cerveau sous l'influence des causes morbides ordinaires.

Or, pour prévenir ces accidents, il faut, autant que possible, modifier la constitution de manière à affaiblir les dispositions contraires. A cet effet, donnez à l'enfant une nourrice forte, peu nerveuse, et douée d'un bonne santé, si sa mère, délicate et dans un état nerveux, ne le peut nourrir. Laissez-le croître à la campagne dans une position salubre et élevée ; négligez son intelligence et ne l'éveillez que pour lui montrer votre bonté, votre supériorité, votre équité, et lui faire sentir sa faiblesse, sa dépendance et le besoin de la soumission. Excitez de bonne heure les mouvements de ses membres, et faites en sorte que, du matin au soir, il soit à des jeux actifs, qui mettent ses muscles en action et qu'il ne prenne que le repos nécessaire ; habituez-le à l'action du soleil et aux intempéries de l'atmosphère; coupez court à ses questions, à sa curiosité, et, sans consentir à ses volontés, évitez-lui, autant que possible les sujets de contrariétés ; pour cela, donnez-lui peu de camarades, encouragez vous-même ses jeux en y participant; enfin occupez-vous peu de ses facultés intellectuelles. Cet enfant, élevé de la sorte, se développera dans ses chairs, dans la partie massive de son organisme, deviendra robuste, tandis qu'il perdra ou ne gagnera presque rien dans ses nerfs et son cerveau resté en repos. C'est ainsi que l'équilibre pourra se rétablir dans sa constitution, que la disposition aux maladies aigues du cerveau, de la moëlle épinière, et aux affections nerveuses chroniques s'évanouira, et que son esprit, d'abord négligé, cultivé avec ménagement, bien dirigé et travaillant sans excès, pourra arriver à une maturité remarquable, et exercer impunément son empire.

Il n'en est pas de même du sujet épais dont l'intelligence est obtuse : celui-là a besoin qu'on parle souvent à ses sens, à son imagination, afin de l'élever peu à peu, de la matière dans laquelle il parait noyé, au monde intellectuel.

De tous les maux qui attaquent l'enfance, il n'en est point d'aussi prompt, d'aussi insidieux et grave que le croup ; c'est une espèce d'angine, c'est-à-dire une inflammation qui s'empare de la gorge, spécialement du larynx (1), de manière à épaissir la membrane qui tapisse ce conduit, et à produire des mucosités épaisses qui prennent l'aspect membraneux, qui gênent d'abord et s'opposent ensuite tout à fait au passage de l'air, et occasionnent l'asphyxie et la mort.

Cette maladie se présente principalement chez les enfants au-dessous de l'âge de sept ans, et les attaque assez indistinctement, quelle que soit d'ailleurs la constitution individuelle. Toutefois, on l'observe de préférence dans les localités basses, humides, et durant les saisons pluvieuses. Sa cause déterminante ordinaire est la suppression subite de la transpiration cuta-

____

(1) Organe de la voix.

7

née par un air frais, l'enfant étant agité et ayant chaud, et particulièrement le refroidissement des pieds par la mouillure, ou du cou par un courant d'air.

Quelquefois précédé d'enrouement, d'une sorte de rhume, le croup se déclare souvent subitement. Trois symptômes importants l'annoncent et le caractérisent : c'est la gêne de la respiration, l'altération de la voix, et un malaise, une douleur, un embarras que l'enfant accuse à la gorge en y portant les mains comme pour l'arracher. La respiration devient bruyante, précipitée, et fait entendre, ainsi que la voix, un son particulier que l'on a comparé au cri d'un jeune coq, ou au bruit que l'on produit en soufflant dans un tube d'airain. Le visage est alternativement rouge et pâle ; le pouls est fréquent, la peau brulante, l'anxiété extrême. Quelques moments de calme sont bientôt suivis de redoublements effrayants, pendant lesquels la respiration rauque, sonore, sifflante, se fait entendre au loin : La toux et les vomissements expulsent des matières épaisses et filantes. Le pauvre enfant conserve toute sa présence d'esprit ; mais il s'agite, demande avec des yeux suppliants des secours à ceux qui l'entourent, et sa poitrine ne peut fournir

des soupirs aux sanglots de sa mère. Les redoublements deviennent plus fréquents, la poitrine est agitée de mouvements convulsifs, les
artères du cou montrent des battements tumultueux, la suffocation est imminente : la pâleur et une sueur froide précédent la mort qui
survient quelquefois dans les premières vingt-
quatre heures ; d'autres fois, du troisième au
cinquième jour. Qu'elles sont terribles les an-
goisses de la malheureuse mère qui se voit
ravir ainsi son enfant !

La gravité de cette maladie est tellement
grande et rapide qu'il faut se hâter de recourir
à un médecin ; mais en l'attendant on peut retirer un bon effet, tout à fait au début, d'un
cataplasme chaud de farine de lin, saupoudré
de moutarde sèche et appliqué autour du cou,
et aussi de sinapismes promenés sur les membres, et d'une infusion chaude de fleurs bé-
chiques.

Parmi les autres maladies telles que la petite vérole (variole), la variolette (petite vérole
volante), la rougeole, la scarlatine auxquelles
sont exposés les enfants, il en est une qui, sans
être très-grave, est des plus tourmentantes :
c'est la coqueluche.

Le caractère distinctif de la coqueluche est

une toux profonde avec plusieurs expirations successives suivies d'une respiration sonore. L'enfant est tellement ébranlé par les secousses convulsives de la poitrine, qu'il est forcé de prendre un appui contre un corps solide quelconque. D'ordinaire, il sent venir l'accès et court se jeter dans les bras de sa mère. Le visage rougit, les yeux se gonflent et deviennent larmoyants, il y a une agitation générale, quelquefois avec sueur ; enfin l'accès, dont la durée varie, se termine ordinairement par une expectoration de mucosités glaireuses, et quelquefois par le vomissement de toutes les matières contenues dans l'estomac ; une fois l'accès passé, le calme renaît, l'enfant reprend ses jeux comme si rien n'était. Il suffit d'avoir été témoin d'un seul accès de coqueluche pour reconnaître désormais cette maladie qui est moins grave que pénible et longue ; elle dure quelquefois plusieurs mois.

La coqueluche ne réclame bien que des moyens adoucissants et quelques soins d'hygiène. Toutefois, la pommade Stibiée en friction sur le devant de la poitrine, le sirop d'ipécacuanha et le sirop de belladone suffisamment mitigé peuvent atténuer la violence des accès. Mais ces moyens demandent à être administrés par un médecin. Enfin le changement d'air, c'est-à-dire de pays, a paru, dans quelques cas, favoriser la terminaison de certaines coqueluches qui avaient résisté à tous les moyens vantés.

DEUXIÈME PARTIE.

Le sentiment de Dieu est gravé au fond du cœur, et c'est le plus bel attribut dont l'homme puisse s'énorgueillir. L'athéisme n'est point inné, c'est le triste produit d'une raison dépravée, car qui écoute seulement son cœur, sent Dieu et le bénit.

Dieu parle à notre cœur par cent bouches, et peut-on ne pas sentir sa douce voix ? Toutefois, quoiqu'il nous ait donné le sentiment de son existence, il a voulu, pour mieux nous faire admirer la grandeur de sa puissance, que ce sentiment ne pût se développer dans notre âme, que par nos rapports avec ses œuvres.

Bien que toutes les religions tendent au même but, à l'adoration de l'être suprême, en est-il une aussi sublime, aussi divine que la nôtre ? Qu'on rapproche tous les législateurs du monde, tous les amis des hommes, et qu'on en trouve un comparable à Jésus-Christ ! Non, il n'en est point, et Jean-Jacques Rousseau, laissant parler un moment son cœur, s'écrie : « La vie et la mort de Jésus sont d'un Dieu. »

La religion est le lien universel. C'est elle

qui fortifie l'attachement des enfants à leurs parents ; qui rallie les hommes et resserre l'union des époux ; qui fait passer aux pauvres le superflu des riches ; qui porte à consoler et à soulager les affligés ; qui prêche la subordination et la soumission aux lois, et qui est une ancre de salut pour les peuples comme pour les souverains.

L'homme sans croyance traine péniblement son existence : abandonné à sa pauvre intelligence, il vogue sans guide au gré de ses caprices, et s'il est assez heureux pour ne pas faire naufrage dans la traversée, il rentre au port, las de la vie pour se renfermer dans son cœur et s'y ronger sur sa destinée. Mieux vaut adorer la divinité dans le soleil ou dans la dernière de ses œuvres, que de vivre daus la froide et insensible indifférence.

Rien n'est donc plus important que de faire naître le sentiment de Dieu dans le cœur des enfants dès que commence à percer la première lueur de leur raison ; peignez-le leur de suite aussi grand, aussi puissant, anssi bon, aussi juste, aussi sévère, aussi miséricordieux, que votre pensée peut l'exprimer ; car s'ils ne deviennent pas capables d'ajouter à votre tableau, pénétrés de plus en plus de la grandeur du Créateur par l'admiration de la nature, ils ne pourront jamais en altérer la vive peinture. Dites-leur que Dieu est dans les cieux, et, pour rapper leur esprit de sa puissance, qu'il a une main assez forte pour tenir sans peine suspendus autour de lui, le soleil, la lune, les étoiles qu'ils voient briller dans le ciel, et la terre aussi sur laquelle nous marchons, qui est ronde et appuyée nulle part ; qu'il a des yeux assez grands, assez perçants pour voir tout ce qui se passe dans l'univers entier, être témoin de toutes nos actions et pénétrer toutes nos pensées ; qu'il est le grand juge du bien et du mal au milieu desquels il nous a placés avec la faculté de les discerner, et de sentir que l'un rend heureux et lui plait, et que l'autre rend malheureux et lui déplaît, afin de nous laisser le mérite des bonnes actions et nous accorder la récompense qui y est attachée, comme aussi de nous faire pressentir la juste punition qu'il réserve, sans doute, aux méchants ; qu'il est infiniment miséricordieux en ouvrant des voies de pardon au repentir et qu'il se cache à nos yeux pour mieux faire désirer d'arriver à lui.

Apprenez, par votre exemple, à élever, au commencement et à la fin de la journée, leur s tendres cœurs vers ce Souverain Maître en lui adressant quelques paroles d'amour, de reconnaissance et d'intercession.

L'instruction n'est bonne qu'autant qu'elle est basée sur les bonnes mœurs, sur des exemples de vertu, en un mot sur la religion, Les peuples qui se sont montrés les plus vertueux n'étaient pas les plus instruits, mais les mieux élevés. Sparte, peuplée d'hommes plus vertueux que savants, se garantit de la corruption d'Athènes, sa rivale, en chassant de ses murs les artistes et les docteurs. Sans doute un homme vertueux vaut mieux qu'un savant ; mais rien n'est au-dessus de l'homme vertueux et instruit ; et, quoiqu'ait dit le philosophe de Genève contre les arts et les sciences, je pense que le savoir n'exclut pas la vertu lorsqu'il est enté sur elle. En effet, si l'on voit encore, au milieu des peuples civilisés, des hommes simples, ne sachant pas même lire, étonner par leur sagesse et leur jugement, ceux-là mêmes qui, riches d'instruction, se piquent d'être les législateurs de la société, c'est qu'ils ont été élevés par des parents vertueux, et qu'ils n'ont eu qu'à maintenir un bon patrimoine. Au lieu que l'homme vicieux et ignorant, qui est le pire des êtres, ne peut que devenir meilleur sous l'influence d'une sage éducation qui lui fait connaître les vertus qu'on aurait dû lui enseigner dans sa jeunesse, et tous les devoirs de l'homme pour vivre heureux avec ses semblables.

Mais si l'instruction est mal dirigée, et qu'elle ne soit pas entièrement basée sur les bonnes mœurs, elle devient inutile et souvent dangereuse. Elle ne fait de l'enfant qu'un pédant et souvent un impertinent, et de l'homme, qu'un diseur, un raisonneur, un systématique, un sceptique, un sophiste et souvent un coryphée dangereux.

L'homme instruit et bien élevé connait ses devoirs et ses droits : il est modeste, indulgent et sans prétention. La véritable clef de l'ordre social est dans les services que les hommes se rendent réciproquement, et c'est, sans doute, dans cette intention que la providence a distribué inégalement entre eux les nombreuses et diverses aptitudes de l'esprit et du corps, qui forment l'apanage de l'espèce humaine, pour les mettre tous sous une dépendance mutuelle. Cette dépendance constitue une sorte de fonds commun où chacun prend, en échange de ce qu'il donne.

Mais pour régler cette réciprocité de services, Dieu a mis dans le cœur de l'homme l'équité qui parle à la conscience de tous et qui, proclamée et soutenue par un nombre de sages, s'érige en force morale qui, armée de la justice, indique à chacun ce qu'il doit et ce qui lui est dû, et impose à tous des devoirs. Mais pour que cela marche sans peine, il faut que chacun reste à sa place ; et pour rendre la société forte, riche et imposante, il convient qu'il y ait d'un côté, une hiérarchie, de la subordination, du respect ; et, de l'autre, qu'on en exclue l'égoïsme, la rapacité et la concussion. Qu'on ajoute à cela l'enthousiasme des vertus, l'horreur du vice, une croyance éclairée, et l'on aura un peuple modèle.

Il est donc bien utile de subordonner les enfants en leur apprenant à respecter leurs supérieurs, à prévenir leurs égaux et à se rendre respectables à leurs inférieurs. C'est en respectant leurs parents et en leur obéissant qu'ils apprennent insensiblement à avoir de la déférence pour les étrangers et de la soumission aux lois. Mais pour les disposer de bonne heure en faveur de la société, dites-leur que chacun lui paye son tribut en travail, en industrie, en conseils ou en bons exemples, et que l'individu qui exerce le métier le plus vil est plus estimable que l'oisif, quelle que soit, du reste sa position sociale.

Chez un peuple moralement libre, ce n'est point une civilité basse et servile qu'il faut enseigner aux enfants. Ne les forcez pas à se courber jusqu'à terre, à parler les yeux baissés, à prendre un air guindé, à couvrir leurs pensées d'une expression hypocrite; apprenez-leur, au contraire, à être honnêtes et affables avec tout le monde ; prévenants et humbles avec leurs supérieurs, et accueillants avec leurs inférieurs. Habituez-les aussi à prendre une contenance noble sans fierté, à montrer, de temps en temps, leurs yeux, et à dire sinon toute leur pensée, du moins à ne jamais parler contre elle. Les yeux étant pour ainsi dire le miroir de l'âme, il convient que celui qui parle les montre comme pour y faire lire sa sincérité. Il n'y a que les être faux, dissimulés, qui n'osent pas lever les yeux en parlant, de crainte qu'ils ne les trahissent.

Mais pour apprendre aux enfants à vivre, il faut joindre l'exemple au précepte, et c'est dans la conduite de leurs parents qu'ils saisissent plus facilement les règles de la civilité. Or, faites donc en sorte de vous offrir pour bons modèles afin que vous ayez tout droit de corriger la copie.

C'est par cet enchaînement de subordination, de respect, de déférence, de civilité, que
les enfants respectent leurs parents, et que les
hommes, subordonnés les uns aux autres, se
recherchent, se voient avec plaisir, se communiquent réciproquement leurs besoins, se
rendent mutuellement des services, et qu'ils se
réunissent autour du chêne de la patrie pour
le protéger et le défendre.

C'est une vérité que les hommes ne naissent
pas égaux : chacun apporte au monde, d'un
côté, une quotité d'intelligence commune qui
est, pour ainsi dire, le caractère générique de
l'espèce humaine, et, de l'autre, des dispositions particulières qui font l'individu. C'est de
cette manière que les hommes se distinguent,
les uns des autres, par leur moral, comme
aussi on les trouve différents par leur physique.
Ainsi les uns naissent portés au bien, d'autres
portés au mal ; celui-ci a un naturel doux et
docile, celui-là est colère, tel autre entêté,
etc.

Le génie, les talents, en un mot, les grands
hommes ne se font pas ; c'est le Créateur qui
les donne tout formés. On les voit apparaître,
de temps à autre, dans tous les siècles, dans
tous les pays, à des intervalles plus ou moins

éloignés, peut-être selon les besoins des peuples, comme des lumières pour éclairer le genre humain. Ils arrivent sans peine, tandis que leurs nombreux admirateurs, envieux de leur gloire, mettent à contribution toutes les facultés de leur esprit, toutes les ressources de l'intelligence commune pour les comprendre, les imiter quelquefois, mais jamais pour les égaler. Il paraît donc que la plupart des hommes sentent plus ou moins les talents, mais qu'il n'est donné qu'à quelques-uns de les produire.

La providence, dans sa divine prévoyance, a fait tout pour le mieux : en effet, si elle eût créé tous les hommes semblables au physique comme au moral, rien ne serait plus monotone que la société : sentant à peine le prix des arts et des sciences, on se verrait indifféremment ; et si les vices et les vertus étaient aussi également partagés, l'existence se consumerait sans peine, sans plaisirs et sans mérite ; l'homme ne sentirait presque pas ce qu'il vaut.

Si l'on veut s'assurer de l'inégalité des intelligences, qu'on entre dans une école, un collége, que l'on consulte le maître, les professeurs, et l'on vous dira : Voici tel sujet qui l'emporte sur les autres par sa mémoire, tel autre très-laborieux et qui reste en arrière ; celui-ci, qui apprend les langues avec une extrême facilité ; celui-là, qui emploie son temps de récréation à faire des vers ; un autre qui s'adonne aux calculs mathématiques ; enfin d'autres encore qui dessinent partout, ou qui se distinguent par la musique, par l'esprit de saillie, etc. Qu'on aille ensuite dans une école d'arts, et l'on verra tel élève s'élever sans peine au-dessus de ses nombreux condisciples pour le dessin, tel autre pour la peinture, celui-ci pour la musique, etc.

Le vrai génie perce de bonne heure. Le fameux peintre Lebrun, dès l'âge de trois ans, s'exerça au dessin avec du charbon ; à douze ans, il fit le portrait de son aïeul. Michel-Ange, à l'âge de seize ans, faisait des ouvrages que l'on comparait à ceux de l'antiquité. Guerchin, à dix ans, fit la peinture d'une vierge qui décela son talent. A peine le jeune Vaucanson a-t-il regardé le mouvement d'une pendule à travers une fente de son étui, qu'il fait une pendule en bois sans autres outils qu'un mauvais couteau. Pope, à douze ans, fit une ode sur la vie champêtre, que les Anglais comparent aux meilleures d'Horace. Le

Tasse composa des vers n'étant âgé que de sept ans. Delagrange-Chancel fit une comédie en trois actes, à l'âge de neuf ans; sa tragédie de Jugurtha à seize ans. Voltaire faisait des vers à l'âge de sept ans. A peine Hœder eut-il commencé à parler, qu'il essaya de composer de la musique. Piccini, dès sa plus tendre enfance, ne pouvait voir un clavecin sans tressaillir. Crouchby jouait du clavecin à l'âge de trois ans, et donnait des marques de désapprobation à chaque touche fausse; à six ans, c'était un virtuose. Galilée eut, dès son enfance, une forte passion pour les mathématiques. Pascal se montra profond mathématicien à l'âge de douze ans. Lalande avait à peine dix-neuf ans, qu'il fut nommé commissaire de l'Académie, pour aller à Berlin déterminer le parallaxe de la lune.

Ces exemples suffisent pour démontrer que les talents, le génie, sont innés, et que ce serait en vain qu'on voudrait sans eux faire un bon poète, un excellent musicien, un habile peintre, un vrai mathématicien, etc.

Comme je l'ai déjà dit, des intelligences ordinaires pourront bien, à l'aide de l'étude, comprendre les principes, les règles de telle science, de tel art, mais jamais les perfectionner et encore moins les créer. Tandis que le sujet privilégié trouve tout dans son génie, et c'est au point que si les principes et toutes les règles de la poésie, de la musique, de la peinture, des mathématiques se perdaient, on verrait bientôt naître des poètes, des musiciens, des peintres, des mathématiciens qui les feraient revivre.

On distingue encore dans le jeune âge les dispositions innées aux grandes conceptions, aux grandes vertus, qui font des hommes qui les possèdent des philosophes, des savants, des moralistes, des législateurs, des philanthropes, des sages. Le sentiment de la Divinité se montre lui-même très-fort chez quelques sujets dès leur enfance, et ce sont ceux-là qui, sous l'influence de ce sentiment sublime qui les anime, deviennent les lumières de l'église, le flambeau de la foi ; qui étendent l'empire de la religion et réveillent dans les cœurs l'amour de Dieu.

La nature donne donc au genre humain des instituteurs, des modèles de tout genre pour maintenir, reproduire et répandre les richesses de l'intelligence.

Certes, il faut être bien peu observateur pour admettre que les intelligences naissent égales, et qu'elles sont susceptibles de la même éducabilité. Oui, les hommes apportent, chacun à part, en naissant, des dispositions particulières qu'une mère prévoyante doit s'attacher à épier dans ses enfants, afin de favoriser le développement des facultés propres à les rendre heureux, et contribuer au bonheur de leurs semblables. Les parents ne devraient jamais dire : nous ferons de nos enfants des savants, des artistes, nous leur donnerons telle ou telle profession, avant d'avoir observé leur inclination et sondé leur esprit. C'est en négligeant ces précautions, qu'on contrarie souvent les vocations, et qu'on fait languir tel sujet dans une profession qui se serait distingué dans une autre. Au reste, on ne peut guère préjuger de la vocation d'un enfant avant l'âge de dix à douze ans ; il n'y a que les génies qui fassent exception.

La musique est un des plus grands charmes de la vie ; elle porte sur nos nerfs une douce vibration qui réjouit l'âme et la transporte. Elle est d'un grand secours, surtout aux femmes, pour combler les vides de leur vie, les sauver de l'oisiveté et souvent du vice. On ne saurait donc trop favoriser et développer ce talent pour peu qu'il se montre.

Tout en épiant les dispositions de l'intelli-

gence des enfants pour les faire entrer dans la
carrière où la nature semble les appeler, il ne
faut négliger aucun des moyens pour les rendre
vertueux ; car, comme le dit Vauvenargues :
« il ne tient pas à nous de devenir riches,
« puissants, d'obtenir des emplois, de la
« gloire ou des honneurs ; mais rien ne peut
« nous empêcher de devenir bons, généreux,
« humains, sages et bienveillants. »

Il serait à souhaiter que les enfants ne reçussent jamais leur instruction que de leurs
pères et de leurs mères, mais cela n'est guère
possible. D'abord, il est des parens qui, dépourvus de capacité naturelle ou d'éducation,
sont incapables d'instruire leurs enfants. Ensuite, il en est d'autres qui, bien que capables,
en sont empêchés par leurs occupations, les
devoirs de leurs professions.

Quelques philosophes sévères diront : à quoi
sert l'instruction ? Les bons principes que tous
parents peuvent et doivent donner à leurs
enfants, tels que le sentiment du bien et du
mal, l'amour de Dieu, l'amour du prochain,
celui de l'ordre et du travail ne suffisent-ils pas
à leur bonheur, et ont-ils besoin d'autres
choses pour le court voyage de la vie ? Cette
instruction publique qu'on vante tant et qu'on

croit si propre à éclairer et rendre meilleurs les hommes, ne détruit-elle pas quelquefois les bonnes dispositions de l'enfance, et ne fait-elle pas souvent rentrer vicieux, sous le toit paternel, des enfants qui en étaient sortis vertueux ? Ces sujets instruits qui ont étudié les mœurs de tous les peuples du monde dans leurs diverses langues ; qui sondent les entrailles de la terre pour en connaître l'origine ; qui pénétrent jusqu'aux Cieux pour en deviner l'impénétrable composition ; en un mot, qui cherchent à expliquer l'univers entier, valent-ils mieux avec leur ambition, leur orgueil, leurs doctrines, leurs sophismes, leurs utopies qui inquiètent, troublent et déconcertent le monde intellectuel, valent-ils mieux que ces humbles citoyens qui vivent dans la plus grande simplicité et qui n'ont pour toute lumière que leur conscience qui les porte à adorer le Créateur de toutes choses, à élever et aimer leurs enfants, protéger la vieillesse de leurs parents, à faire le bien, à fuir le mal, à rechercher l'utile, à dédaigner l'inutile et à remplir les devoirs que leur impose l'ordre social ?

Comme les meilleures choses du monde ont leurs inconvénients, il n'est pas étonnant que l'instruction ait les siens. Mais ces inconvé-

nients seraient presque nuls si l'on fondait toujours l'instruction sur la vertu. De sorte que
les bonnes mœurs viennent autant et plus des
heureuses sensations que les pères et les mères
vertueux communiquent au cœur de leurs enfants, par l'exemple, que de l'instruction qui
ne parle qu'à l'esprit. « La perfection de la
« vertu, dit Plutarque, se forme de trois
« choses, du naturel, des habitudes et de
« l'instruction. »

D'ailleurs, l'instruction est nécessaire à
l'intelligence de l'homme ; c'est une sorte de
nourriture dont il a besoin et qu'il recherche.
Il a un cerveau pour penser, comme il a un estomac pour digérer. Sa vie n'est pas toute physique, elle est aussi morale, et c'est en quoi il est
supérieur aux animaux. Mais pour que
l'instruction soit fructueuse, il faut que l'enfant
s'approprie les préceptes et les exemples.

« Car, comme dit Montaigne, qui suit tou-
« jours un autre, ne cherche rien et ne trouve
« rien. Ce n'est pas tout qu'il apprenne vos
« préceptes, il faut qu'il sache se les appro-
« prier ; les abeilles pilotent de çà et là les
« fleurs ; mais elles en font après le miel qui
« est tout leur. Ce n'est plus thym ni marjo-
« laine. »

Les pères et les mères ont, pour l'enseignement de leurs enfants, les écoles primaires, les pensionnats, les colléges, les couvents et les instituteurs particuliers. Le premier inconvénient des maisons d'éducation est sans contredit l'éloignement, la séparation de l'enfant de ses parents; puis, pourra-t-il jamais trouver dans son maître, son professeur, l'amour, l'équité, la surveillance active de son père, de sa mère? Et s'il trouve en lui ces qualités, autre inconvénient, car il ne lui donnera son affection qu'aux dépens de son amour filial. Il n'est que trop vrai que c'est en faisant emporter ses enfants dans leurs berceaux et en les plaçant de bonne heure dans les maisons d'éducation, qu'on se prive et qu'on les prive eux-mêmes à jamais des plus tendres affections et du plus grand bonheur de la vie. De fait, un enfant qui voit à peine ses parents, peut-il les connaître, les aimer et les regretter quand il les perd? Oui, les pères et les mères qui voient avec indifférence partir leurs enfants en nourrice, au collége ou au couvent, doivent s'attendre que ceux-ci, à leur tour, verront avec la même indifférence enlever leurs cerceuils. C'est pour cela que les paysans sont, en général, plus attachés à leurs pénates que les gens des villes.

L'éducation privée en prenant chez soi un instituteur ou une institutrice, selon qu'on a des garçons ou des filles à faire instruire, a l'inappréciable avantage de nourrir dans les enfants l'amour filial et toutes les vertus qu'on a semées dans leur cœur. Mais pour retirer tout le profit possible de ce genre d'éducation, il faut qu'il s'établisse une grande intelligence, une harmonie parfaite entre les parents et le précepteur ou l'institutrice. Ils doivent être traités comme des amis ; et il faut que les enfants voient en eux des suppléants de leurs pères et de leurs mères. Pour cela, il convient de les entourer d'égards et de respect, afin qu'ils aient autant d'autorité que ces derniers.

Le choix du sujet qu'on veut rendre dépositaire de ses droits est d'une importance majeure. Ce qu'on doit considérer avant tout dans un instituteur comme dans une institutrice, ce sont les mœurs : leur première vertu doit être l'amour filial. Il faut qu'ils aient de la religion sans affectation et que surtout ils sachent faire aimer Dieu à leurs élèves. Ils doivent se montrer avec un caractère toujours égal, c'est à dire être toujours bons et doux, toujours justes, toujours fermes plutôt que sévères ;

enfin toujours maîtres d'eux-mêmes. Il convient que la douceur et la noblesse de leurs manières invitent leurs élèves à la confiance, à l'amitié, au respect. Ils doivent posséder une élocution claire, facile et correcte, mais jamais recherchée ; il faut surtout qu'ils se gardent bien d'afficher du pédantisme. Rien de ce qui concerne l'éducation et le bonheur de leurs élèves ne doit leur être indifférent : il faut qu'ils participent à leurs jeux, à leurs promenades, qu'ils deviennent alors leurs camarades, mais néanmoins qu'ils fassent en sorte, tout en donnant tout l'essort possible à leurs plaisirs, de ne jamais obéir à leurs caprices, et de rester toujours leurs maîtres, sans toutefois laisser trop percer la supériorité et encore moins la domination. En un mot, l'élève doit trouver dans son instituteur un maître, un ami, un conseiller, de bons exemples, un second père, une seconde mère. Pour l'harmonie et le succès, l'instituteur, comme l'institutrice, doivent, à leur tour, trouver dans leurs élèves la confiance, la soumission, le respect, et, dans leurs parents, toujours un appui et jamais de la contradiction.

Mais il n'est pas donné a tous les parents de pouvoir faire instruire leurs enfants sous leurs yeux. Dans ce cas, s'il y a dans l'endroit où l'on habite une école bien tenue, il faut y placer ses enfants, mais seulement externes. De cette manière, on se réserve l'avantage de les voir chaque jour, de continuer à les nourrir de bons principes, de surveiller les progrès de leur instruction et de les exciter au travail par l'amour filial.

Enfin, quand on est éloigné des ressources d'instruction et qu'on est obligé de placer ses enfants à demeure dans des colléges, des couvents ou des pensions, il faut les y envoyer aussi tard que possible et jamais ne s'en séparer qu'après les avoir élevés soi-même jusqu'à l'âge de dix à douze ans.

Après s'être assuré des principes et des mœurs des maîtres, il faut se réserver le droit de correspondre aussi souvent que possible avec les enfants qu'on leur confie, afin d'enchaîner, par le cœur et la pensée, l'amour paternel et maternel avec l'amour filial. Cette correspondance devra suppléer la nourriture morale que les enfants trouveraient auprès de leurs parents, les mettre en garde contre les attaques du vice, leur faire sentir le blâme, les louanges et les encouragemeuts, et de plus les exercer au style épistolaire. Dans la même intention, on leur fera de fréquentes visites autant pour recevoir les vives expressions de leur amour que pour les rassasier de tendresse paternelle et maternelle.

Les enfants des nombreuses et intéressantes classes d'ouvriers de toutes sortes, doivent, aussi bien que ceux des classes favorisées de la fortune, recevoir de leurs parents les vertus et les mœurs, et c'est à l'Etat à leur fournir gratuitement l'instruction.

L'instruction publique est la base de la civilisation, aussi est-ce surtout vers elle que doit être dirigée la sollicitude des gouvernements. Mais pour établir une bonne instruction dans un Etat, c'est par dessus tout de bons maîtres qu'il faut avoir.

Pour obtenir de bons maîtres, il est utile d'abord d'élever aussi haut que possible la profession d'instituteur dans l'ordre social. Il faut que la société toute entière se montre reconnaissante envers ceux qui l'alimentent d'hommes éclairés et de bons citoyens. Des récompenses civiques devraient être prodiguées à tous ceux d'entr'eux qui s'acquittent le mieux de leurs nobles devoirs.

D'un autre côté, il est indispensable que ceux qui se vouent aux pénibles fonctions de l'enseignement dans les écoles primaires, trouvent dans cette profession non-seulement des honneurs, mais encore des moyens assurés de vivre. Pour cela, il serait à désirer qu'ils reçussent un traitement suffisant de l'Etat. Une nation éclairée ne saurait trop fournir au budget de l'instrution publique ; car c'est un des sacrifices dont elle retire les plus grands avantages.

Les bienfaits de l'enseignement gratuit sont incontestables. Le plus grand est sans contredit pour la société à laquelle il donne la facilité de faire instruire les enfants du dernier comme du premier de ses membres ; un autre avantage non moins important, c'est de faire disparaître des écoles la distinction humiliante d'enfants pauvres et d'enfants riches. S'agit-il de cette distinction dans les recrues et quand les citoyens sont appelés à verser leur sang pour la patrie, leur mère commune ; complet-on moins alors sur le courage et le bras du pauvre que sur celui du riche ? D'un autre côté, n'est-ce pas le prolétaire qui cultive nos champs et met la première main à la plupart des choses de première nécessité ? La société serait-elle assez ingrate pour dédaigner les enfants de ceux qui lui donnent leurs labeurs ?

D'ailleurs, ne voit-on pas souvent tel sujet, par son mérite ou son industrie, sortir du dernier rang et s'élever très-haut, et tel autre tomber des richesses et des grandeurs dans la pauvreté? L'équité et l'intérêt général commandent donc de fournir indistinctement à tous les hommes les moyens de s'instruire dans leur jeunesse, afin de les mettre à même de vivre heureux et de se rendre aussi utiles que possible, les uns aux autres, chacun dans la sphère où l'a appelé son mérite.

Nonobstant les écoles normales, les sujets, vraiment capables, manqueront toujours si la profession d'instituteur n'offre pas des avantages suffisants. Tandis que si elle est honorée, encouragée et lucrative, on verra se présenter pour l'enseignement une foule de jeunes gens instruits et d'une bonne moralité, qui remplaceraient nombre de maîtres qui, gonflés de pédantisme, n'ont ni tact, ni succès et souvent aucune moralité.

Il est très-important d'établir les salles des écoles dans les meilleurs conditions d'hygiène, surtout au point de vue du renouvellement facile et suffisant de l'air, afin d'éviter ou d'atténuer autant que possible les inconvénients de l'entassement de nombreux sujets dans un même local.

Un gymnase en plein air, pour exercer et fortifier le corps devrait être attaché à chaque école.

Une chose non moins utile, ce serait un local pourvu de quelques instruments simples et grossiers des principaux métiers où chaque élève, dans les moments de récréation, pût s'adonner à son goût naturel et montrer ses dispositions innées à telle ou telle profession.

Dans les communes rurales, l'instituteur devrait posséder de bonnes notions d'agriculture qu'il transmettrait, une fois par semaine, à ses élèves. Pour cela, il lui faudrait un jardin suffisamment grand dont il soignerait la culture et qui, tout en fournissant à l'entretien de son ménage, pût lui permettre de donner des leçons sur les semis, les plantations, la sève, les greffes, les divers amendements, les labours, les instruments aratoires, les époques favorables des semailles, la destruction des insectes, les maladies des végétaux, etc.

Les enfants de la campagne, ainsi élevés, prendraient goût de bonne heure à l'agriculture, et ne seraient pas condamnés à marcher dans l'ornière de leurs pères ; et, loin de repousser les innovations et les découvertes, ils les accueilleraient pour en faire l'essai, parcequ'ils en comprendraient la théorie et l'importance. En outre, ils auraient moins de tendance à quitter la vie paisible et heureuse des champs pour se jeter dans les villes et courir les chances de la misère, le travail manquant souvent à leurs bras.

On ne saurait trop introduire dans les maisons d'éducation de bonnes notions de physique, de chimie, de botanique et d'histoire naturelle, car on trouve l'application de ces notions à chaque instant dans le cours de la vie. Rien de plus ordinaire que de voir des jeunes gens qui, dit-on, ont fait leurs études avec succès, et qui pourtant ignorent l'air qu'ils respirent, sa composition, son importance et les diverses et nombreuses altérations qu'il peut subir et qui en rendent la respiration dangereuse. Il en est de même d'une foule d'autres choses infiniment plus utiles que le grec et le latin.

L'homme est naturellement paresseux, il lui faut un stimulant pour agir ; c'est ce qu'on appelle émulation. Ce puissant mobile, qui tient la société dans une action continuelle, est indispensable parmi les jeunes gens pour les fixer au travail, les coller sur des livres, et leur faire apprendre des choses dont ils ne sentent guère l'utilité. Mais pour que cette émulation ne devienne pas le germe de l'ambition qui dévore les hommes, il faut en user sobrement et de manière à ne pas trop enflammer d'orgueil ceux qui reçoivent les récompenses, et de dépit et de jalousie ceux qui en sont privés, ce qui gâterait les uns et les autres en allumant dans leurs cœurs les passions et le ressentiment.

Si vous enlevez les récompenses, me dira-t-on, quels moyens de stimuler la jeunesse ? Assurément il en faut un. Celui que je vais proposer est bien simple, et je le crois aussi efficace que ceux dont on se sert ordinairement, sans en avoir les inconvénients. Il consiste en un grand livre établi comme un monument dans chaque école, collége etc., pour devenir dépositaire, non-seulement des noms et des caractères physiques de l'enfant, mais encore et surtout de ses dispositions morales, des progrès et des changements quelconques qui s'opèrent en lui. Ce livre, entouré de tout le prestige possible, serait montré à l'élève à son entrée et en présence de ses parents.

« Là, sur cette grande page ouverte pour
« vous, lui dirait le Maître d'un ton dogmati-
« que, vont être déposés sur le champ vos
« noms, votre âge, l'instruction que vous pos-
« sédez déjà, vos qualités et vos défauts dont
« vos parents veulent bien m'instruire ; en-
« suite à dater de ce moment, je noterai cha-
« que soir, avec la plus scrupuleuse exactitude
« et la plus stricte vérité, votre conduite et
« votre travail de la journée. Les autres élèves
« sont également notés, chacun à part, et tous
« traités avec la même justice et la même sé-
« vérité. Régulièrement tous les huit jours,
« nous avons une séance à laquelle sont admis
« les parents des écoliers et les inspecteurs des
« écoles, et où, en présence de tout le monde,
« nous ouvrons le grand livre dans lequel
« nous lisons, à haute et intelligible voix, la
« relation de la conduite de chaque élève dans
« la semaine. C'est vous-même qui vous ju-
« gerez soit en vous comparant à vos camara-
« des, soit à ce que vous étiez la semaine pré-
« cédente. Chacun aussi aura le droit de vous
« juger selon votre mérite. Voilà les seules ré-
« compenses et les seules punitions que vous
« trouverez ici. Cependant, s'il vous arrivait
« de ne vouloir rien faire ou de troubler d'une

« manière quelconque l'ordre de la classe, je
« vous préviens que nous avons des petites
« chambres isolées dans lesquelles nous pla-
« çons les mutins. Nous ne leur faisons aucun
« mal ; mais ils sont seuls sans communication
« aucune avec personne, sans livres, sans
« distraction ; ils ne reçoivent le jour que
« par une petite fenêtre à laquelle ils ne peu-
« vent atteindre ; ils n'ont pour toute compa-
« gnie qu'une chaise, une petite table et un
« mauvais lit. On ne donne pour toute nour-
« riture au prisonnier que de la soupe, du
« pain et de l'eau. Peu de temps après son
« entrée, je vais le voir, s'il ne me dit rien, je
« me retire ; mais s'il vient à moi, qu'il me
« promette de faire mieux, je l'embrasse, tout
« est oublié et il rentre en classe. S'il s'obs-
« tine, je continue à lui faire chaque jour une
« visite jusqu'à ce que l'envie lui prenne de
« venir dans mes bras recevoir son pardon et
« se remettre au travail. »

Le maître terminerait son discours par ces
paroles, dites avec bonté et douceur : « Mon
« ami, maintenant que vous êtes instruit de
« nos règles, approchez que je vous embrasse ;
« vous trouverez en moi un ami, un père et
« un maître. »

Ce moyen d'émulation n'est-il pas assez puissant et propre surtout à exciter l'élève à s'observer, afin qu'en se comparant chaque semaine il se trouve meilleur, ou du moins aussi bon? Il fait naître la satisfaction ou la honte, mais jamais l'orgueil ni aucune rivalité fâcheuse ; car la séance se termine par de courts éloges, de douces observations, et le tout par des encouragements. D'ailleurs, il y a des compensations qui, d'un côté, retiennent la vanité et de l'autre tempèrent la honte. En effet, tel élève qui se distinguera par son aptitude au travail, par la facilité de son esprit à apprendre, trouvera dans sa note un vice, une faute, un écart quelconque qui contiendra son orgueil ; de même que le paresseux, ou celui que la nature n'a pas doué de capacité s'entendra nommer quelques qualités qui adouciront son humiliation et l'encourageront à se montrer plus capable. Rien ne paralyse autant les forces que l'éloignement du but et ne décourage plus l'enfant que quand on lui dit sans cesse : « Tu n'as aucune qualité, tu n'es bon à rien. » Du reste, il n'est aucun être parfait, et il est utile que les enfants apprennent à se connaître, en se comparant, et à devenir indulgents les uns envers les autres. C'est, je crois, ce qui ne peut s'empêcher d'avoir lieu en les forçant à s'examiner et à se comparer mutuellement chaque semaine.

Les examens hebdomadaires n'empêcheraient pas de terminer l'année scolaire par une séance solennelle où seraient résumés tous les travaux et la conduite de l'année écrits sur le grand livre, et où chaque élève trouverait fidèlement ce qui lui revient. Des prix de récompense et d'encouragement seraient donnés aux élèves qui se seraient distingués. Ces récompenses ne seraient pas seulement affectées aux études, aux compositions, mais aussi à la bonne conduite et aux qualités du cœur.

Le maître devrait aussi noter sur le grand livre les remarques qu'il pourrait faire touchant l'adresse, l'intrépidité de ses élèves dans leurs exercices gymnastiques, de même que leurs aptitudes pour telles ou telles choses qui ne manqueraient pas de se décéler à son attention. Il n'oublierait pas non plus d'y marquer la tendance à la pratique des vertus. De cette manière, on aurait un guide fidèle pour arriver à distinguer les différents caractères des enfants, à saisir leurs tendances naturelles et à les diriger vers les professions où leurs dispositions particulières les porteraient.

Mais pour arriver à cet heureux résultat, il faut, pour instituteurs, des hommes vertueux et instruits qui puissent joindre l'exemple au précepte, qui, maîtres d'eux-mêmes, se montrent à leurs élèves toujours bons, toujours justes et sévères ; et que, doués d'un bon discernement, ils jugent sagement dans leur conscience le bien et le mal, le bon et le mauvais, et fassent à chaque élève un compte exact de ses vertus et de ses vices, de ses talents et de ses défauts.

L'éducation des filles, quoique beaucoup plus limitée que celle des garçons, n'en serait pas moins dirigée d'après les mêmes principes, sous les auspices de filles ou de femmes vertueuses. Une des plus importantes vertus dont on leur donnerait l'habitude, serait la soumission entière à la nécessité, devant toute leur vie être faibles et dépendantes. En un mot, filles sages et soumises, on les préparerait à devenir bonnes épouses, bonnes mères, bonnes ménagères, la compagne, l'amie, la consolation de l'homme et l'ornement de la société.

Généralement, dans les écoles, on surcharge de travail la tête des enfants. On veut qu'ils apprennent beaucoup, sans s'inquiéter des effets fâcheux d'une trop longue application et des efforts de mémoire sur de jeunes et tendres cerveaux. C'est ainsi qu'on énerve les facultés intellectuelles, qu'on rend le travail infructueux et qu'on favorise le développement des affections cérébrales.

L'important dans l'instruction, c'est, comme « le dit Sénèque, de proportionner le tra- « vail, non aux forces, mais à la faiblesse de « l'enfant. »

Ce qu'il faut apprendre aussi complétement que possible aux jeunes élèves, c'est leur langue maternelle, l'arithmétique et la logique, c'est-à-dire l'observation comparée des choses et l'énonciation claire des idées qui en découlent. Un enfant qui réfléchit et pense promet bien davantage que celui qui ne sait que réciter ce qu'il a appris et qu'il oublie plus ou moins vite.

Il est peu de sujets qui connaissent à fond leur langue, qui parlent et écrivent correctement. La pureté, la clarté et l'élégance du langage sont le cachet d'une éducation soignée, bien que d'ailleurs l'instruction laisse à désirer pour beaucoup de choses qu'on apprend facilement et assez promptement quand le cerveau est arrivé à sa maturité. Les savants, les grands

penseurs, sont rarement ceux qui bril-
laient dans l'enfance par la mémoire et le
babil.

Ainsi les longs moments consacrés à l'histoire et à la géographie qu'on apprend facilement plus tard, seraient mieux employés chez
les garçons à des notions de science, et chez les
filles, à des choses de couture, de broderie et à
des détails de ménage. Car, combien de jeunes
personnes, ayant passé plusieurs années à s'instruire dans les écoles, les pensionnats, les couvents, qui ne peuvent soutenir une conversation et qui n'ont presque aucune connaissance
des choses du ménage, du gouvernement d'une
maison. J'appelle toute l'attention des mères,
quelle que soit leur position sociale, sur ce
point important de l'éducation de leurs filles.

Je ne saurais trop non plus éveiller la sollicitude des parents, des instituteurs et des ins-
titutrices, sur une mauvaise et honteuse habitude à laquelle s'abandonnent les jeunes sujets
des deux sexes, surtout les garçons, et qui,
très-préjudiciable à la santé, au développement
du corps, paralyse plus ou moins les facultés
intellectuelles. Ce sont des attouchements qui
éveillent dans les organes sexuels une sensation
de volupté.

Les effets de cette fâcheuse habitude qui est contagieuse dans les écoles, et dont l'entraînement devient souvent irrésistible, se traduisent par une certaine langueur, l'apathie et le dégoût du travail. Les yeux sont cernés et enfoncés ; l'appétit s'accroît mais l'alimentation ne profite pas au développement du corps.

Dès qu'on a quelque soupçon, il est utile de surveiller le sujet et lorsqu'on est à peu près sûr de la chose, il faut le questionner sans ménagement, l'intimider par la honte, et l'effrayer en lui faisant un tableau, aussi hideux que possible, des ravages sur le corps et l'esprit de ce penchant, désigné sous le nom d'onanisme. Le meilleur moyen pour le prévenir et le combattre, c'est de fatiguer le corps par la marche, la course, les jeux, les exercices gymnastiques, afin que le sommeil s'empare rapidement de l'enfant dès qu'il est au lit. Il faut aussi, dès qu'il est éveillé, le faire lever pour lui faire reprendre la vie active, et le laisser aussi rarement que possible seul et oisif. Il ne faut pas craindre de négliger un peu les études pour atteindre le but.

Ce n'est qu'à l'aurore de la raison que l'enfant, préparé par l'enseignement et l'exemple de sa mère, sent Dieu et le prie avec amour, avec ferveur, heureux quand ce sentiment entre le premier dans le cœur et y domine les autres toute la vie !

La première communion, qui met l'enfant en rapport direct avec la divinité, qui transporte son âme de joie et de bonheur, qui est le sceau de la pureté virginale, et qui laisse au cœur une douce et ineffaçable impression, demande à être bien sentie. Pour que l'enfant se pénètre bien de la grandeur de l'acte et qu'il en ressente les tressaillements, il lui faut une certaine dose de raison, de réflexion et de jugement, et ce n'est bien qu'à l'âge de 13 à 15 ans qu'il en est capable. C'est donc manquer le but que d'admettre à cette touchante cérémonie des enfants trop jeunes.

TROISIÈME PARTIE.

Voici le moment d'une nouvelle vie ; tout va se montrer à l'adolescent sous une nouvelle face ; il sentira bientôt qu'il n'est pas destiné à rester toujours dans l'enfance. Il aura besoin plus que jamais de la protection, de la sollitude de son père et de sa mère. Son sang va s'échauffer et entrer en ébulition ; peut être cessera-t-il un moment d'être docile ; mais devenu plus aimant, ses parents maîtriseront plus facilement son impétuosité en liant étroitement leur tendresse à son amour filial.

La puberté marque le passage de l'enfance à l'adolescence ; c'est l'époque où le corps arrive à sa perfection physique. Elle modifie toute l'économie animale : la vie prend une nouvelle activité dans tous les organes, l'adolescent se sent plus fort ; son sang surabonde, ses poumons s'en gonflent facilement dans les exercices, ce qui le rend haletant ; les battements de son cœur sont tumultueux et l'étonnent ; la chaleur de son corps est accrue, enfin il devient plus irritable.

Chez le garçon, le larynx acquiert un nouveau développement et proémine au-devant du cou ; sa voix devient rauque ; ses traits grossissent et donnent à son visage l'empreinte virile ; son regard est plus hardi et plus pénétrant ; son corps se proportionne, ses muscles se dessinent sous la peau, sa marche prend de la fermeté et de l'aplomb ; de temps en temps, la nature ouvre un passage par les narines au sang surabondant ; enfin un duvet, précurseur de la barbe, recouvre le menton et les joues pour confirmer le sexe.

Des phénomènes plus importants se manifestent chez la fille : elle acquiert de l'embonpoint ; ses formes s'arrondissent et prennent une tournure gracieuse ; ses yeux timides et parfois inquiets cherchent des regards ; la fraîcheur de la beauté se répand sur son visage ; son maintien est plus soigné, enfin elle sent qu'elle est faite pour plaire.

La puberté, chez les deux sexes, devient souvent favorable à la guérison des maladies de l'enfance, qui s'étaient montrées rebelles aux médications de l'art. Ainsi les scrofules, la teigne disparaissent ordinairement entièrement à cette époque ; il en est de même de divers autres états maladifs. Souvent aussi tel sujet qui était resté débile jusqu'alors, acquiert tout

à coup, pour ainsi dire, une nouvelle constitution ; il voit ses membres se garnir de chairs
et tout son corps s'enrichir. Mais si, à cette
époque, les poumons ou le cœur ont déjà reçu
une atteinte profonde, le feu de la puberté, qui
s'allume en eux souvent avec plus d'intensité
que chez les autres, précipite leur ruine.

L'adolescence est la fleur de l'âge. C'est à
cette époque de la vie que se montrent la
beauté de l'âme et la bonté du cœur.

L'adolescent a trop pour lui : il offre tout,
son cœur, son bras, son sang : rien ne lui
coûte ; il est grand, généreux et compatissant;
il a besoin d'aimer, et c'est moins par reconnaissance comme dans son enfance que par dévouement. C'est alors que la piété filiale, l'a-
mour de ses semblables et le sentiment patrio-
tique se montrent dans toute leur force : c'est
l'âge des grandes actions, des grandes vertus.
Caton, à quatorze ans, demande une épée pour
tuer Sylla au milieu de ses satellites ; Scipion, à
dix-sept ans, sauve la vie à son père et refuse
la couronne civique ; Alexandre, à la fleur
de son âge, parût comme un demi-dieu. L'histoire fournit une foule d'exemples de ce
genre.

« C'est alors, dit Lacépède en parlant de

« l'adolescent, que les passions commencent à
« exercer sur lui leur empire orageux ; c'est
« alors que les désirs régnent sans opposition
« sur son âme, rien ne la remue faiblement
« comme dans son enfance, tout la secoue
« violemment : le jeune homme ne vit que
« d'élans et de transports. » — « C'est,
« dit M. de Ségur, Achille brûlant de ren-
« verser Troie, c'est Hercule impatient de
« dompter des monstres. »

L'adolescence est le moment où les parents goûtent la douceur ou l'amertume des fruits de l'éducation qu'ils ont donnée à leurs enfants. Les pères et les mères qui ont élevé leurs enfants avec bonté, équité et fermeté, qui n'ont jamais fermé leur cœur à leur amour, reçoivent d'eux, à l'adolescence, les marques les plus touchantes de la tendresse filiale. Au lieu que ceux qui ont été élevés par des parents plus sévères que bons, plus durs que justes, et dont ils n'ont jamais senti que la domination, leur deviennent rebelles dès qu'ils peuvent secouer le joug de l'enfance, les quittent et les abandonnent sans peine. Il en est de même des enfants qui, depuis leur naissance, ont été sans cesse entre des mains mercenaires et qui ne connaissent de leurs parents que leurs noms.

A cette époque, comme dans l'éducation de l'enfance, le père et la mère ne sauraient trop s'entendre pour atteindre le but, c'est-à-dire nourrir également de la même affection le cœur de leurs enfants, et se soutenir mutuellement vis à vis d'eux dans leur bonté, leur équité et leur autorité. Car rien n'est plus nuisible à une bonne éducation que le père accordant à ses enfants ce que sa mère lui a refusé et réciproquement.

L'orage de la puberté ne se fait pas sentir seulement dans le corps, le moral en reçoit aussi une forte influence. Le sujet devient plus irritable, plus susceptible ; il est moins docile, il craint la contrariété, l'opposition, et se fâche facilement. Mais ce qui agite son être, il ne le comprend pas encore ; il sent seulement qu'il s'est fait un changement en lui : son imagination est devenue plus vive et son âme plus inquiète. L'étincelle qu'il vient de recevoir peut produire d'un instant à l'autre un embrasement général : c'est le moment de prévenir la tempête des passions.

Pour arriver à ce but, il faut nourrir le cœur de l'adolescent de sentiments divers, et faire épancher sa sensibilité surabondante dans l'amitié, l'amour filial et dans la compassion pour les malheureux. D'un autre côté, il est utile de tempérer la vie active de son corps par des jeux et des exercices poussés jusqu'à la fatigue. La sauvegarde du cœur contre les passions est sans contredit le travail des membres. Au lieu que la mollesse et l'oisiveté mettent les nerfs et le moral dans des dispositions favorables aux impressions vives et aux égarements de l'âme.

L'adolescent ne peut vivre sans aimer ; son cœur a besoin de se communiquer, de s'épancher ; il lui faut un ami. Heureux quand il trouve dans sa mère l'amitié la plus tendre et qu'il est invité, par sa douceur et sa bonté, à lui communiquer toute sa pensée ! Heureuse aussi la mère qui reçoit de ses enfants le témoignage du plus vif amour filial et qui possède toute leur confiance ! Heureux encore les enfants qui sont unis entr'eux par les doux liens de l'amitié, qui se traitent autant comme de bons amis que comme de bons frères ! Ils n'ont pas besoin d'amitié étrangère, leurs cœurs se suffisent.

Les familles ne sauraient trop s'entendre pour réunir, tour à tour chez elles, à la ville comme à la campagne, leurs enfants, afin de leur procurer d'agréables amusements tels que la course, la danse, les rondes, les charades en action et autres jeux, auxquels prennent part les parents, et qui exercent à la fois le corps et l'esprit. C'est ainsi que les jeunes filles et les garçons s'habituent à jouer innocemment ensemble, sous les yeux de leurs pères et leurs mères; qu'en grandissant les jeunes gens deviennent polis et galants, et que les demoiselles ne s'effarouchent pas de leur présence.

Cette vie de famille, à laquelle prennent part tous ses membres, quelque soit l'âge, à part ses charmes, est d'un grand secours pour sauver la jeunesse des entraînements au libertinage.

Malheureusement en France, sauf quelques exceptions, la vie de famille se perd de plus en plus, et la principale cause, ce sont les nombreux lieux publics où les hommes ont la mauvaise habitude d'aller passer leurs soirées, laissant leurs femmes et leurs enfants. Les jeunes gens imitent en cela leurs pères, et se jettent de bonne heure dans les jouissances matérielles, dédaignant les amusements de famille. Comme conséquence de la conduite des jeunes gens, les jeunes personnes, privées des réunions, des jeux folâtres, s'ennuyent, rêvent, par la lecture des romans, les passions idéales, et perdent, dans l'isolement de leur vertu, la pureté des sentiments, les joies de l'innocence, et courent tous les dangers des séductions et des déceptions.

Pères, aimez assez vos enfants pour les sauver du péril que je viens de signaler, en leur sacrifiant vos plaisirs en dehors de votre maison, et en vous ingéniant à leur procurer des réunions, des fêtess dont vous serez les ordonnateurs !

De toutes les époques de la vie, l'adolescence est celle où le cœur se montre le plus pur. Voulez-vous de la franchise, de l'honneur, de la générosité, du désintéressement, du dévouement, du courage, adressez-vous aux jeunes gens. Ils ne péchent que par inexpérience et apprennent, à leurs dépens, à connaître les hommes, c'est-à-dire qu'ils apprennent que la vérité n'est pas toujours bonne à dire, et que beaucoup de gens lui préfèrent le mensonge ; que l'honneur n'est qu'un mot ; que la dépravation et l'orgueil opposent l'ingratitude à la générosité ; que le désintéressement, au milieu d'hommes ambitieux, conduit à la misère ; que le dévouement est taxé de folie par l'égoïsme ; enfin que le courage, aux yeux d'un peuple froid et indifférent, est une vertu dangereuse. Qu'il est triste de penser que le bon et intéressant adolescent soit presque forcé de prendre des vices pour se tenir en équilibre dans la société ! Et, en effet, n'est-ce pas souvent à l'aide de l'hypocrisie, de la duplicité, de la forfaiture, de l'égoïsme et souvent de la lâcheté qu'on prospère et qu'on fait fortune dans le monde ? N'est-ce pas la soif des honneurs et des richesses qui tourmente la société ? Il n'est que trop vrai que le vice est souvent plus honoré que la vertu ; que l'homme riche, quelles que soient ses mœurs, sa probité, en un mot, son mérite personnel, est toujours un être important, considéré, honoré et souvent chargé de dignités ; que l'indigent, au contraire, tant méritant et vertueux soit-il, n'est qu'un homme sans considération, sans estime et toujours blâmé de n'avoir su parvenir.

« Le jeune homme, dit M. de Ségur, ne
« tarde pas à s'appercevoir que beaucoup de
« caresses sont des trahisons, beaucoup de
« louanges, des pièges ; que beaucoup de vi-
« sages sont des masques ; que la plupart des
« promesses sont des mensonges, et qu'ainsi
« que le dit un ancien, on amuse les hommes
« avec des serments comme les enfants avec
» des osselets. »

Cependant, il faut le dire, pour la gloire du genre humain, on trouve encore au milieu de la dépravation du siècle, des sujets vertueux qui méprisent les richesses comme une superfluité onéreuse, contraire au véritable bonheur ; qui ne se trouvent jamais plus heureux que lorsqu'ils se rendent utiles à leur semblables, qu'ils secourent les malheureux, qu'ils protègent les faibles, qu'ils consolent les affligés, et qui, de temps en temps, détachent leurs regards des choses terrestres pour les diriger vers le ciel où ils placent le bonheur ineffable, leur confiance et tout leur avenir. Faisons donc nos enfants aussi bons et sages que possible, afin qu'ils puissent résister à la corruption.

L'amour de Dieu est le sentiment des sentiments ; il est l'âme de la vie et du bonheur. C'est le seul sentiment qui satisfasse pleinement le cœur et qu'on puisse goûter sans amertume. Ce n'est guère qu'à l'aurore de la raison qu'il échauffe de son feu divin et qu'il transporte l'âme. L'enfant n'aime Dieu que comme ses parents parce qu'on lui dit que, comme eux, il lui fait du bien, il le fait vivre. C'est autant un sentiment d'intérêt que de reconnaissance. Au lieu que l'adolescent, frappé de toutes parts des merveilles de la nature, aime Dieu de tout son cœur parce qu'il le reconnaît le Souverain auteur de toutes choses ; qu'il sent qu'il est infiniment bon, infiniment juste, et qu'il ne s'agit que de lui confier ses peines pour en être aussitôt soulagé. Voyez avec quelle ferveur prie ce jeune homme ou cette jeune fille dont le cœur est encore dans toute sa pureté virginale ! Ont-ils un chagrin, une affliction, ils s'adressent à Dieu. Mais leurs prières ne sont jamais plus touchantes que lorsqu'ils intercèdent pour leurs parents, pour leurs amis ; qu'ils lui demandent la guérison d'un père, d'une mère, d'un frère, d'une sœur ou d'un ami que la mort menace de leur enlever. Ils n'ont pas besoin alors d'expressions empruntées, de prières longues et monotones ; leur cœur parle d'abondance, il s'épanche par flots en s'ouvrant à la Divinité, et c'est moins les paroles qui abondent que les soupirs.

Qu'il est beau de voir ces tendres adolescents qu'on a initiés aux mystères du Christianisme ! avec quelle confiance angélique, ils viennent recevoir le pain de pardon, le pain de miséricorde ! Qu'il serait à désirer, pour le bonheur des hommes et la gloire de Dieu, que cette auguste cérémonie qui élève l'âme à sa divine source sur la première lueur de la raison, fut toujours le début d'une vie sans tache, le premier fil d'un tissu de vertus !

Il est donc bien important d'élever à Dieu le cœur aimant de l'adolescent et de lui donner ce sentiment, à son entrée dans le monde, comme le meilleur antidote contre ses passions. Mais pour cela, il faut que les pères et les mères vénèrent eux-mêmes ce qu'ils veulent faire vénérer à leurs enfants. Pourront-ils leur faire aimer Dieu, s'ils le blasphèment ? Pourront-ils également leur faire estimer ses ministres en les censurant, en ne levant jamais le voile qui cache leurs vertus, mais toujours celui qui montre l'homme avec ses faiblesses inhérentes à sa nature ? Non, il faut, au contraire, qu'ils nourrissent en eux l'amour de Dieu, de bons préceptes autant que de bons exemples, jusqu'à ce que suffisamment enraciné dans leur cœur, il puisse désormais résister aux attaques de l'athéisme et de l'irréligion. On ne saurait donc trop préserver les jeunes gens du poison qui leur est offert, souvent sous une apparence séduisante, par les mauvais livres, les sophismes, les discussions théologiques. Combien de personnes, parfaitement heureuses dans la simplicité de la foi, ont perdu à jamais la paix de l'âme pour avoir voulu pénétrer dans le sanctuaire de la divinité au-delà des bornes posées à notre faible intelligence !

Après l'amour de Dieu, le sentiment le plus beau, le plus élevé, le plus noble, le plus important au bonheur des hommes, c'est l'amitié. En effet, quoi de plus beau, de plus heureux, de plus satisfaisant que l'union des époux, des enfants à leurs parents, de la sœur au frère, enfin d'un être quelconque à un autre être, par l'amitié, ce doux sentiment qui lie et confond les âmes ; qui les échauffe également et qui les habitue tellement l'une à l'autre que souvent lorsque la faux de la mort en a détaché une, l'autre ne tarde pas à la suivre pour se réunir de nouveau dans le séjour de l'éternité.

L'amitié de deux frères est souvent bien tendre, mais celle d'un frère à une sœur l'est bien davantage. A cet égard, Paul et Emilie sont le plus beau tableau qu'on puisse voir. Habitués depuis leur tendre jeunesse à se voir, ils le sont aussi depuis longtemps à s'aimer. Paul connaît la faiblesse du sexe d'Emilie, Emilie connaît la force de celui de Paul ; l'un prie, l'autre protège, et la plus belle harmonie naît de ces contrastes. D'ailleurs qui n'aimerait la douce et charmante Emilie ? Et qui plus que le bon Paul est susceptible d'aimer ? Si la nature à beaucoup fait pour ces enfants, il faut le dire, leur mère l'a habilement secondée. Ses soins sont couronnés du plus beau succès.

. L'amitié que les jeunes gens contractent entr'eux est quelquefois dangereuse pour leur vertu. Un ami vertueux ne gâte pas un ami vertueux, au contraire comme l'union fait la force, ils se confortent l'un et l'autre dans les bons sentiments. Au lieu qu'un ami vicieux peut gâter un ami vertueux, si, toutefois il peut y avoir intimité entre le bien et le mal. Le vice parlant aux sens, aux passions, fait des attaques d'autant plus dangereuses qu'il se glisse comme un poison subtil dans la coupe de l'amitié.

L'adolescent est naturellement franc et ami de la vérité ; il l'est d'autant plus qu'il a été élevé à ne pas mentir. « L'homme, dit Plu« tarque, ne saurait recevoir et Dieu ne sau« rait donner rien de plus grand que la vé« rité. » Mais bien que la franchise soit une vertu qu'on doive louer, elle n'est pas sans inconvénient dans les relations sociales. La discrétion est une autre vertu à laquelle elle doit toujours s'allier.

Ainsi, tout en nourrissant dans les jeunes gens l'amour du vrai, il faut en même temps les habituer à s'entourer de circonspection, de prudence. Il faut surtout leur apprendre à garder les secrets dont ils sont dépositaires, à ne jamais dire des vérités outrageantes et à éviter les personnalités ; ils doivent être retenus dans cette occasion par la crainte de faire du mal à autrui et par l'idée qu'ils seraient fâchés qu'on se conduisit de la sorte envers eux.

Si certaine franchise est blâmable, il vaut mieux se taire que de mentir, quoique le silence soit pris quelquefois pour un aveu ; et ce qui est bien préférable, c'est d'éviter autant que possible cette alternative.

C'est particulièrement aux filles qu'il faut faire comprendre l'importance de la retenue ; car elles ne peuvent dévoiler sans danger les impressions de leur cœur. Elles la possèdent naturellement, cette retenue, et elle leur est utile autant pour se défendre contre les attaques du vice, que pour se montrer plus belles et plus intéressantes sous le voile de la modestie.

Il n'y a aucune impression, aucun grand sentiment dont l'adolescent ne soit susceptible. Son cœur s'ouvre facilement à la pitié et on le voit voler au secours des malheureux ; il se met à la place de celui qui souffre et le plaint amèrement.

Le sujet qui n'est pas pitoyable à seize ans, ne le sera jamais de sa vie. On ne peut trop favoriser dans les jeunes gens cette belle qualité de l'âme, car elle est le plus bel apanage de l'humanité. Il les faut exercer surtout à soulager autant qu'à plaindre ; à verser le beaume dans les blessures et la consolation dans le cœur. C'est en leur montrant les malades entassés dans les hôpitaux, en les introduisant dans des familles indigentes où de jeunes enfants affamés entourent leur malheureux père ou leur malheureuse mère plongé dans un lit de douleur ; c'est en montrant aux adolescents de semblables scènes qu'on fixe leur cœur à la pitié et qu'on leur prépare des jouissances. Oui, aucune jouissance au monde n'est comparable à celle qu'on éprouve lorsqu'on a soulagé un malheureux, qu'on a adouci ses souffrances, essuyé ses larmes et qu'on a alimenté sa famille. Que l'orgueilleux étale ses parures et ses richesses, que l'ambitieux se dilate sur sa chaise curule, que l'avare manie et remanie mille fois son or, aucun d'eux ne jouit comme celui qui fait une bonne œuvre.

La libéralité est inévitablement liée à la pitié. Peut-on supposer que celui qui ouvre son cœur à la commisération puisse fermer sa bourse à la charité ! Non, non, ces deux sentiments n'ont qu'un seul et même mobile, et celui qui se borne à plaindre et qui peut soulager, ne mérite ni pitié, ni soulagement. Si avec son or, il se fait servir, qu'il ne s'imagine pas qu'il le soit mieux que celui qui reçoit tout de la bienfaisance.

Les enfants donnent parce qu'ils ne connaissent par la valeur des choses, tandis que la libéralité de l'adolescent est fondée sur le bien qu'il a en vue ; c'est moins sa main qui donne que son cœur. Il verse sa bourse dans la main des malheureux et partagerait volontiers avec eux son pain et ses vêtements ; il a toujours trop pour lui et jamais assez pour les autres. Sa générosité s'étend à tout le monde, à ses parents, à ses amis, surtout aux indigents. Ce noble élan du cœur, si fréquent dans la jeunesse, se resserre à mesure qu'on avance dans l'âge adulte. Plus l'homme vieillit plus il tient à son bien, et c'est ainsi que la générosité de l'adolescent se transforme insensiblement en égoïsme. Cependant, quand le cœur s'est une fois bien nourri des jouissances attachées aux bienfaits, il a besoin de faire du bien toute sa vie. Ouvrons donc largement le cœur de nos enfants à la pitié, à la générosité, à la charité, afin qu'il ne se ferme jamais entièrement, et que toujours hommes, ils ne soient jamais indifférents à ce qui touche l'humanité. Car, en effet, tel qui est égoïste dans son adolescence, deviendra bientôt sûrement un avare, en un mot, un homme qui, au milieu de ses semblables, n'aimera que soi et ses richesses. « Montaigne « dit que les bienfaits sont les nourriciers des « amitiés, et que ces bienfaits sont de plus « grands plaisirs encore pour les bienfaiteurs « que pour les obligés. » — Il le savait bien, ce pauvre Corinthien qui léguait à deux 'riches amis et comme un vrai don, le soin de nourrir sa mère.

Le dévouement et le courage sont encore l'apanage de l'adolescence. Rien ne coûte aux jeunes gens pour obliger ; ils sont en général prévenants et officieux ; demandez-leur un service, ils s'empressent à 'vous le rendre, et toujours aussi gratuitement que possible. Ils sont braves et ne craignent pas le péril, ou du

moins, aveuglés par l'exaltation de leur âme,
ils ne le voient pas. S'agit-il de poursuivre un
animal féroce, ils sont toujours prêts ; faut-il
défendre leurs parents, leurs frères, leurs
sœurs, leurs amis, l'innocence, la faiblesse, les
vieillards contre une agression quelconque, vous
les voyez aussitôt s'échauffer, et tels qu'un torrent impétueux, s'élancer et faire de leurs corps
un rempart protecteur.

En fait d'histoire, on doit fixer l'attention
des jeunes gens, surtout sur les vies des
hommes qui se sont immortalisés par leurs
vertus, leur sagesse, afin de nourrir les bons
sentiments dont leur cœur est déjà pénétré. Il
faut faire en sorte qu'ils deviennent les amis
des Confucius, des Pythagore, des Socrate,
des Platon, des Epictète, des Marc-Aurèle,
des Fénelon, des Saint-Vincent-de-Paul, des
Bernardin-de-Saint-Pierre, et, en général, de
tous les hommes qui se sont dévoués à leurs
semblables et que l'humanité honore.

Deux êtres composent l'homme : l'un spi-
rituel, essentiellement moral et raisonnable,
l'autre corporel, tout à fait animal. Selon les

intentions du Créateur, il faut qu'il y ait accord, pour ainsi dire intelligence entre ces deux êtres, mais cependant que l'âme soit toujours maîtresse du corps, comme valant plus que lui et devant lui survivre. C'est par l'éducation qui doit porter sur tous les deux, qu'on peut les habituer à vivre en harmonie et sans efforts.

Les hommes qui vivent dans l'état sauvage sont presque tous sous la domination des appétits du corps, c'est-à-dire de l'instinct ; au lieu que ceux réunis par les lumières de la civilisation, sentent le pouvoir de l'âme et maîtrisent le corps. L'être le plus civilisé, le plus raisonnable, le plus sage, le plus vertueux, est celui qui règne souverainement sur ses penchants, sur ses passions, qui, toujours maître de lui, assujettit sans cesse son corps à la puissance de son âme, et ne lui permet aucun dérèglement ; il est le type de l'espèce humaine dans toute sa beauté.

La société la mieux composée et la plus solide est celle qui a pour base la vertu qu'elle érige en principe, qu'elle met sans cesse en honneur, à laquelle elle élève des statues et qu'elle proclame souveraine du vice : elle est le type de la vraie civilisation.

L'âme la plus forte court des dangers au milieu de la corruption.

La chasteté la plus douce, la plus heureuse, est celle qui, établie dans le cœur depuis la jeunesse, n'a jamais failli. Les sens, asservis à la raison n'entrent jamais en lutte avec elle.

C'est aux parents à protéger la sagesse de leurs enfants, en les entourant de bons exemples et en marchant eux-mêmes dans le chemin qu'ils veulent leur faire suivre.

Le précepte sans exemple est infructueux, et il l'est bien davantage quand il est démenti par l'exemple.

Dites à vos enfants que la vertu est l'amie du bonheur, qu'elle honore l'espèce humaine dont elle est le plus bel apanage, qu'elle élève au-dessus des brutes et qu'elle ennoblit le caractère. Citez-leur les sujets qui se sont immortalisés par leur chasteté et dont l'histoire a conservé la mémoire ; nommez-leur, entr'autres, Scipion qui fut estimé autant pour sa continence que pour sa piété, sa modération envers ses compatriotes, et par son courage envers les ennemis de sa patrie ; et Cyrus, roi des Perses, qui se fit admirer par les plus belles vertus, surtout par sa chasteté ; qui fit rendre au roi de Susiane son épouse, dont le sort des armes l'avait rendu maître, et dont la beauté était si rare qu'il évita de la voir, redoutant le pouvoir de ses passions. Dites-leur que la vertu commande le respect, et qu'elle fut honorée par les plus grands peuples de l'antiquité ; parlez-leur des vestales, de ces vierges romaines dont on prononçait publiquement l'éloge à leurs funérailles ; devant lesquelles on portait la masse des préteurs, lorsqu'elles marchaient dans la ville, et qui avaient le privilége de sauver la vie à un criminel si elles venaient à le rencontrer allant au supplice. Enfin, faites-leur un tableau animé des avantages de la chasteté pour la paix du cœur, la force du corps, la santé, la beauté, et pour la fraîcheur et la sérénité du visage.

D'un autre côté, peignez-leur le vice, la dépravation, la débauche sous les couleurs les plus sombres. On ne doit pas plus craindre de montrer le vice dans toute sa nudité aux jeunes gens assez éclairés pour en sentir toute la laideur, que de leur faire la peinture de la chasteté. C'est par des tableaux de ce genre qu'on arme leur conscience de toutes les forces de l'imagination, qu'on intimide et paralyse leurs penchants, et qu'on leur fait aimer la vertu

par le bonheur et la jouissance qu'elle procure.

Les sociétés humaines ne se composent que
d'ouvriers de tout genre qui ne vivent qu'en
échangeant continuellement les produits de leurs
travaux. L'homme le plus susceptible de manquer de pain est sans contredit celui qui, quelle
que soit sa fortune, n'a pas de métier. Cette
proposition est pleinement confirmée par l'expérience. Ne rougissons donc pas de faire apprendre à nos enfants une profession, quelqu'é-
evée que soit leur naissance et quel que soit
aussi leur avenir de patrimoine. On ne s'ennoblit
que par le travail et en se rendant utile à au-
rui. « Le travail est la destinée de l'homme,
« et, comme le dit Phocylide, le laborieux
« paye sa vie, le paresseux la vole. »
Dans l'état simple de nature, l'homme se
suffit à lui-même : il ne met en jeu les facultés
de son corps et de son esprit que pour pour-
voir à sa nutrition et à sa conservation, il n'é-
end sa sollicitude que sur sa compagne, ses en-
ants, ses vieux parents ; renfermé dans le cercle de sa famille, il n'emprunte ni ne donne à

autrui. Mais que ces familles sauvages se réunissent pour former une tribu, une peuplade, naissent de nouveaux besoins et des secours réciproques ; et plus l'homme s'avance en civilisation, plus il devient dépendant de ses semblables. La société la mieux composée est celle dont tous les membres concourent des facultés du corps ou de l'esprit à son entretien et à sa conservation ; qui met au premier rang le travail et au dernier la mollesse et l'oisiveté ; qui encourage toutes les professions, afin qu'aucune ne manque d'ouvriers ; qui facilite les consommations mutuelles ; qui se rend aussi peu que possible tributaire, et qui écoule sagement la surabondance de ses produits.

La première et la plus importante des conditions, est sans contredit l'agriculture, car c'est elle qui fournit aux premiers besoins de la société. Dans l'aurore du monde, les rois eux-mêmes n'étaient que les premiers cultivateurs de leurs états. Chez tous les grands peuples l'agriculture fut honorée ; et, chaque année, l'empereur de la Chine trace, de sa propre main, un sillon avec une charrue d'or pour montrer à son peuple son estime pour cette condition. L'homme des champs ne doit donc pas dédaigner l'agriculture ; et le riche ne peut mieux faire que d'être le fermier de l'héritage de ses pères.

Les professions peuvent être rangées en deux catégories : celles de l'une exercent plus le corps que l'esprit, celles de l'autre ne mettent à contribution en quelque sorte que les facultés de l'intelligence. Si les dispositions naturelles des hommes ne les portent pas tous aux mêmes métiers, on peut dire qu'ils sont tous aptes au travail. Il s'agit donc de mettre la capacité de chacun en rapport avec l'industrie qui lui est le plus appropriée; et, à cet effet, on doit, comme je l'ai dit précédemment, épier de bonne heure dans les enfants leurs aptitudes naturelles.

De toutes les sciences morales, celle qui apprend à aimer Dieu est la plus belle et la plus utile au bonheur des hommes. Il serait à désirer, pour le bien de la société et la gloire de l'Etre-Suprême, qu'il n'entrât dans l'état ecclésiastique que des sujets nourris dans leur jeunesse de bons exemples, portés à la vertu par des parents vertueux, et reconnus pourvus d'une âme d'une bonne trempe, qui puisse maîtriser les penchants, réprimer les passions et les montrer dignes de commander, au nom de Dieu, à leurs semblables. C'est aux pères et aux mères à sonder le cœur de leurs fils, à consulter leur goût, leurs penchants dominants avant que de les confier au clergé; et ce n'est bien qu'après l'orage de la puberté qu'on peut établir quelques données sur leur avenir moral. Qu'on fasse prêtre un jeune homme moins pour lui donner une existence honorable que pour en faire un digne apôtre de Jésus-Christ, capable d'attirer les cœurs autant par la force de ses paroles divines que par l'attrait de ses vertus.

Les professions des femmes sont toutes manuelles et de goût : toutes y sont plus ou moins disposées. Toutefois, la plus importante des conditions de la femme est celle de bonne épouse, de bonne mère et de bonne ménagère. C'est donc surtout vers ce noble but qu'il faut diriger l'apprentissage des filles.

C'est une grande préoccupation pour les pères et pour les mères de toutes les classes de la société que l'éloignement de leurs enfants de leur aile tutélaire. Il faut leur apprendre une profession, un métier, et malheureusement il n'y a rien de bien favorable à la vertu dans les ateliers, les manufactures, les écoles.

C'est ainsi que de nombreuses jeunes filles quittent leur hameau, l'humble toit paternel pour venir, quelques-unes et malheureusement toujours en trop grand nombre, perdre la fraîcheur et les grâces de leur innocence et devenir les victimes des séductions, du vice et du libertinage, au grand désespoir de leurs pauvres mères.

Dans les rangs plus élevés, les jeunes filles, pour peu qu'elles aient l'imagination échauffée par la lecture de feuilletons qui leur tombent sous la main, ne sont pas moins exposées aux séductions, d'autant plus qu'elles croient à la beauté et à la pureté des sentiments.

Quant aux jeunes gens, quels que soient les bons principes dont ils aient été nourris, quels que soient les bons exemples qu'ils aient eu dans leur famille, ne résistent guère pour la plupart au torrent de la dépravation. En effet, rien de plus funeste à un jeune homme que le séjour d'une grande ville et que la société des jeunes gens. La vertu la plus solidement établie, ébranlée chaque jour par la contagion et l'entraînement de l'exemple, finit ordinairement par se laisser intimider par le vice. Cela est vrai surtout pour les jeunes gens des écoles. En effet, un jeune homme sort vertueux de sa famille, et se trouve tout-à-coup au milieu d'un

essaim de libertins qu'il ne peut guère éviter,
car il est tous les jours dans leurs rangs ; d'ailleurs, une sorte de sympathie entraîne et lie
mutuellement les jeunes gens. Ainsi, ce jeune
homme est étonné d'abord de ce qu'il entend,
de ce qu'il voit, sa pudeur s'alarme et sa vertu
se révolte. Mais bientôt la sensibilité de ses
oreilles, de ses yeux et de son cœur s'émousse :
il se familiarise en quelque sorte avec ces nouvelles impressions, c'est-à-dire avec les propos
obscènes, les actions indécentes, les pièges ten-
dus à la sagesse ; on traite de puérilité, de faiblesse, de poltronnerie, sa retenue, sa pudeur,
on rit de son ingénuité. Eloigné de ses parents,
privé des conseils de sa mère, et sa vertu ne
trouvant pas à se retremper dans les bons
exemples, il court les plus grands dangers.
D'ailleurs, ses sens s'allument et viennent jeter le trouble dans son âme. Comment alors
résister à la pernicieuse influence du libertinage ? C'en est fait, le vice a triomphé.....
Cet adolescent, dont l'âme n'était accessible
qu'aux bons sentiments, a presque honte de sa
vertu : et si elle n'est pas entièrement délogée
de son cœur, il la comprime de crainte qu'elle
ne paraisse. Ne voyant autour de lui que vice,
dépravation, libertinage, il finit par croire que

la vertu n'est qu'un mot. Il rougirait volontiers plus de paraître sage que libertin.

C'est ainsi que les jeunes gens se corrompent et qu'une fois engagés dans la voie du vice, ils y marchent tête levée aussi bien qu'ils le faisaient dans celle de la vertu. Mais pourtant quelle différence ! Etourdis et entrainés par la fougue de leurs passions, livrés aux plaisirs sensuels, ils ne sentent plus les avantages de la sagesse ; ils ne rêvent que parties, jeux, fêtes, divertissements ; ils ont oublié les affections paternelles, le bonheur, les joies qu'ils goûtaient au sein de leur famille, les conseils et les sages préceptes de leurs mères ; ils oublient même la divinité.

« Le vice, dit Plutarque, est un parfait ou-
« vrier de malheur. Les autres tyrans, ajoute-
« t-il, paient des bourreaux, inventent des fers
« chauds, des tenailles, des tortures, mais le
« vice, sans aide et sans appareil d'outils,
« sitôt qu'il s'attache à l'âme, la brise, l'acca-
« ble et la ruine ; il remplit l'homme de dou-
« leurs, de lamentations, de rancunes, de re-
« grets et de repentance. »
Mais lorsque l'orage des passions s'apaise, que la fureur des sens se calme et qu'alors le jeune homme sent le vide de son existence, un

nouveau changement peut s'opérer en lui. Si, dans sa jeunesse, son cœur a été nourri de bons sentiments, ceux-ci reprennent insensiblement leur influence sur son âme, et il s'abandonne d'autant plus facilement à leur douce domination qu'il sort de l'empire tyrannique de ses penchants. Quelquefois alors sa vertu acquiert une nouvelle force, en s'armant de l'expérience qu'il a acquise sur l'illusion de ses sens. Mais si, au contraire, il n'a jamais reçu que de mauvais principes, que de mauvaises leçons ; qu'il n'ait jamais vu professer la vertu, il ne peut sortir de la dépravation ; il y croupira toute sa vie pour ne sentir jamais le bonheur attaché à la sagesse, car, comme le dit Horace :

« Trop faible pour sortir de la fange du
« vice, vous dégagez un pied, mais soùdain
« l'autre glisse. » Ainsi, comme on n'est jamais sûr que le jeune homme rentrera dans la voie de la vertu qu'il avait abandonnée, ne doit-on pas craindre qu'il échoue dans la traversée orageuse du libertinage? D'ailleurs, si son cœur peut sortir sain et sauf du sentier de la dépravation, son corps ne court-il pas les plus grands dangers? N'est-il pas exposé à des atteintes dont il ressentira toute la vie les fu-

nestes effets ? Il est donc infiniment préférable de tenir sans cesse armé le jeune homme contre le vice, et qu'il apprenne à le mépriser sans le connaître, seulement par l'horreur qu'il lui inspire.

Notre époque de scepticisme, d'égoïsme, d'indifférence et de jouissances matérielles à prix d'argent, a imprimé à la plupart des jeunes gens un caractère très-prononcé. Ils ne croient à rien de ce qu'ils ne comprennent pas ; ils rejettent avec dédain les grandes et nobles idées; ils sont insensibles et indifférents aux choses de la religion ; les intérêts du pays les touchent médiocrement ; ils font fi du sentiment et ne tiennent bien qu'à la vie sensuelle ; leur morale, c'est de vivre chacun à sa guise.

Ce caractère de la jeunesse française a influé singulièrement sur les mœurs. Les réunions, les fêtes de famille, et ce qu'on appelait chevaleries, se perdent de plus en plus, parce que les jeunes gens les dédaignent comme des amusement, qui procurent plus de peine que de plaisir. Il en est de même des fêtes balladoires, qui anciennement faisaient le bonheur de la jeunesse et de tout le monde, et auxquelles maintenant, dans beaucoup de localités, les jeunes gens refusent de concourir. Il en est de même aussi des divertissements publics du carnaval, auxquels, dans un temps peu reculé, on prenait part, à l'envi des uns des autres, par des travestissements de toutes sortes, des cavalcades qui mettaient toute la population sur pied, qui déridaient les plus sérieux et qui avaient encore l'avantage de profiter au commerce.

Les jeunes gens ne veulent plus de ces amusements honnêtes au grand jour ; ils leur préfèrent les bals nocturnes, où ils ne vont jamais au cœur de la femme. Hélas ! c'est pourquoi la courtoisie, la galanterie, l'esprit de société, les riens agréables qui ont fait à toutes les époques l'ornement et la célébrité de la société française, n'existent presque plus. Qu'on ne dise pas que la jeunesse est devenue sérieuse, je n'ose dire le nom qui lui appartient. Enfin ce qui ajoute encore au cachet de l'époque, c'est le costume écourté, sans noblesse, sans dignité.

Il est vrai que le temps, l'expérience de la vie et le mariage apportent des modifications dans le jeune homme ; mais blasé et vieux en quelque sorte à 25 ans, presque sans vie morale et sans illusions, il commence une nouvelle vie sans perdre entièrement ses anciennes habitudes, et ne place pas son bonheur dans le foyer domestique, à moins que sa femme ne l'enchaîne par les charmes de son esprit et la grandeur de ses sentiments.

C'est aux jeunes mères à renouveler les mœurs en se livrant avec amour et intelligence à l'éducation de leurs enfants, de manière à les fixer et retenir jusqu'au mariage, en leur procurant toutes les joies possibles, soit dans la famille ou dans des familles amies et les enlaçant étroitement de leur amour et de leur autorité.

C'est aux femmes à faire sortir les jeunes gens de leur vie d'abrutissement en les attirant à elles par leurs grâces bienveillantes, d'agréables conversations, la musique et le charme de leur vertu.

Chaque femme dans sa sphère, depuis l'humble position jusqu'à la plus élevée, peut exercer cette salutaire influence sur ceux qui l'entourent et contribuer à la grande œuvre de régénération sociale.

Alors, on verra se produire des salons présidés par des femmes distinguées à l'instar de ceux des temps passés, dont le dernier fut celui de Madame Récamier, où les grâces s'alliaient aux muses et dont les hommes briguaient l'entrée pour jouir des charmes de la conversation, du bon goût et de la distinction des manières.

C'est ainsi que la société se reconstituera, que les amusements, les fêtes de famille renaîtront, à la ville comme à la campagne, et que les jeunes gens qui en auront goûté la douceur ne seront pas entraînés dans la vie sensuelle, le libertinage, et qu'ils deviendront les régénérateurs des mœurs.

Quant aux jeunes filles que la nécessité force à quitter leurs mères, en ne saurait trop se renseigner sur la moralité des maisons ou l'on se propose de les faire entrer ; et la grande garantie pour leur vertu, c'est de trouver dans la maison ou en dehors, des filles ou des femmes honnêtes qui leur servent de mères, et qui, par leurs conseils et leur surveillance, les protègent contre les séductions du vice. C'est aussi de nourrir en elles les principes religieux et de les renvoyer à leurs familles dès qu'on s'aperçoit qu'elles courent de sérieux dangers.

Le mariage est le couronnement de l'éducation des enfants. Qu'elle est grande la sollicitude d'une mère pour marier sa fille ! que de considérations viennent en foule assaillir son âme ! Telle chose plaît et telle autre répugne ; tantôt c'est l'argent, tantôt c'est la naissance. Toutefois, pour se déterminer, il faut mettre en première ligne les qualités personnelles, la vertu surtout, et établir toujours les autres convenances sur ces considérations. Rien n'est moins sage et plus contraire au bonheur conjugal que les préoccupations d'argent, de naissance, d'honneurs, d'avenir, qui président aux mariages, et que de forcer une jeune personne à s'unir à un homme qu'elle connaît à peine, souvent plein de vices, et dont le cœur, endurci à la débauche, est incapable de sentir le prix de la vertu, et encore moins de lui accorder les hommages qu'elle mérite. Heureuse la fille vertueuse qui trouve dans l'homme qu'elle n'a pu étudier, un mari sage et digne d'elle ! Beaucoup de pères et de mères, quand ils ont trouvé dans un jeune homme tout ce qu'on peut désirer sous le rapport de la position, ne s'attachent guère au reste, et cependant, quoi de plus important que les considérations qui roulent sur l'âge, la santé du corps, les dispositions de l'âme et les qualités du cœur! Que de filles sont sacrifiées à la cupidité de leurs parents et qui vivent malheureuses au milieu de a fortune, des honneurs, soupirant après le bonheur de femmes d'artisans qui possèdent le cœur de leurs maris, et qui, simples, laborieuses, sans faste, coulent des jours paisibles et heureux au milieu de leurs enfants ! « Une « cabane, habitée par la vertu, est mieux qu'un « palais, elle devient un temple. (1) »

La considération de l'âge n'est pas sans importance dans le mariage : il faut autant qu'on le peut assortir les âges ; cependant, il convient en général que l'homme soit plus âgé que la femme, seulement de quelques années.

La constitution et la santé du sujet ne sont point à dédaigner quand il s'agit du mariage. Nul doute que les enfants héritent de la débilité et des dispositions morbides de leurs pères et de leurs mères ; et la plus belle fortune qu'on puisse leur donner, c'est un corps sain, robuste et richement constitué. Quoi de plus malheureux et de plus à charge à leurs semblables que ces êtres chétifs, nés de parents valétudinaires, atteints de maladies chroniques ou entachés de quelque vice ! Le tempérament, quoique moins important en apparence, doit être pris aussi en considération ; car il est dé-

(1) M. de Ségur.

montré qu'un père et une mère nerveux mettront au monde des enfants éminemment nerveux, qui, toute leur vie, auront à déplorer la vive sensibilité de leurs nerfs. Il en est de même des autres tempéraments. Il convient donc, autant que possible, d'allier des tempéraments plus ou moins opposés, de les croiser en quelque sorte, afin de produire des sujets qui, tenant de la constitution différente de leurs pères et de leurs mères, présentent dans leur organisation un mélange de tempéraments, un équilibre dans les divers systèmes de l'économie animale, ce qui fait, au physique comme au moral, la constitution la plus heureuse.

Les dispositions naturelles du moral, l'éducation, les habitudes ne sont point à dédaigner quand il s'agit du mariage, de ce contrat qui unit pour la vie un individu à un autre. Il est des caractères qui ne peuvent sympathiser ensemble, quelles que soient, d'ailleurs, leurs vertus, et pour lesquels le mariage est la plus dure servitude qu'on puisse imaginer. Combien n'importe-t-il pas de s'étudier, de s'éprouver mutuellement avant de s'épouser ! Et c'est aux parents à aider les jeunes gens dans cette étude.

C'est surtout aux qualités du cœur qu'il faut

s'attacher, car c'est de là que découle la source du bonheur : un cœur bon, sensible et généreux, est un trésor dans qui que ce soit, que rien ne peut racheter et qui rachète beaucoup de défauts.

La naissance et la fortune ne doivent être mises qu'en dernière ligne, car, ne pouvant suppléer le mérite personnel, elles ne sauraient seules constituer le bonheur. Cependant il convient d'assortir autant que possible les rangs et les conditions, afin que les époux n'aient jamais à rougir l'un de l'autre, qu'ils aient contribué à peu près également à la mise, qu'il y ait entre eux une dépendance mutuelle et qu'ils puissent réciproquement accueillir avec plaisir leurs parents. Toutes ces choses, je le répète, ne sont qu'accessoires, et heureux les époux qui apportent, chacun de son côté, tous les éléments possibles de félicité conjugale !

Je ne peux mieux terminer ce livre qu'en donnant les conseils de Monsieur et Madame Clairville à leurs enfants, Paul et Emilie, au moment de s'en séparer.

« Paul ô mon fils ! la première vertu de « l'homme de la nature est d'être soumis à la « loi de la nécessité, de même que la première « vertu du citoyen est d'être soumis aux lois

« de l'Etat. Celui qui ne sait pas se résigner à
« la loi de la nécessité, brise et consume sa fai-
« ble puissance contre des résistances invin-
« cibles, et n'est qu'un être sans force et sans
« raison. L'homme qui ne veut pas se soumet-
« tre aux lois de la société est indigne d'y vivre
« et mérite d'en être exclu.

« Les sociétés ne peuvent subsister que par
« l'ordre, et pour cela il faut que les volontés
« viennent toutes converger vers un centre.
« Ce centre est la réunion des pouvoirs créés
« par les citoyens et desquels doivent émaner
« les garanties publiques. Une fois le pacte
« social établi et accepté, quiconque y porte
« atteinte se rend coupable envers la société
« entière et devient punissable. Les peuples
« les plus heureux et qui ont vécu le plus long-
« temps sont ceux qui se sont attachés inviola-
« blement à ce principe.

« L'Etat le mieux constitué est celui qui re-
« pose sur l'équité, la vertu ; qui accorde à
« tous les citoyens une égale protection, qui
« favorise le développement des facultés intel-
« lectuelles et qui sème parmi les hommes l'é-
« mulation au bien,

« Commence, mon cher ami, par faire le
« bien, c'est-à-dire à aimer et à protéger ton

« prochain, à ne lui faire jamais ce que tu ne
« voudrais pas qu'il te fît, et tu commenceras
« à être heureux ; car n'est-ce pas une grande
« jouissance que de se rendre utile à autrui ?
« L'homme qui ne vit que pour soi est bien
« malheureux.

« Quoique la reconnaissance, volupté des
« cœurs bien nés et fardeau pour les ingrats,
« soit le prix et l'encouragement de la bien-
« veillance, compte moins sur elle que sur le
« bonheur qu'on éprouve à obliger ; et que
« l'ingratitude ne limite pas tes bienfaits, car,
« comme le dit Sénèque : *Si vous avez à peser*
« *un service avec une injure, ôtez au poids de*
« *l'une et ajoutez à celui de l'autre : Vous ne*
« *serez que juste.*

« Sois toujours vrai afin de n'avoir jamais à
« rougir du mensonge et à supporter son péni-
« ble cortège. Si la franchise occasionne quel-
« ques désagréments parmi des hommes faux
« et corrompus, elle est loin d'avoir les résul-
« tats funestes de la duplicité. Toutefois, pour
« qu'elle ne soit jamais que salutaire, allie-la à
« la retenue, à une sage prévoyance fondée
« sur l'expérience ; car, sans mentir, il est des
« choses qu'on doit taire. Mais, ô mon ami !
« qu'aucune considération ne te retienne pour

« proclamer une vérité utile à la société, dût-
« elle nuire à quelque intérêt isolé, même au
« tien ! car un bon citoyen doit toujours se sacri-
« fier au bien public. L'homme vrai jette une
« lumière qui ne blesse que la vue du mé-
« chant.

« Pour supporter sans peine le fardeau de
« l'existence et trouver quelque bonheur sur
« cette terre d'exil et de souffrances, crois
« toujours en Dieu et espère une autre vie.
« Pour sentir Dieu, mets-toi en rapport avec
« ses œuvres. Rien n'élève autant l'âme
« vers le Créateur que la contemplation de la
« nature.

« Aime les hommes comme des frères,
« plains ceux qui sont égarés et cherche à les
« ramener dans la voie de la sagesse et du bon-
« heur, autant par tes conseils que par ton
« exemple.

« Pour vivre tranquille et ne pas inquiéter
« les autres, demeure, ô mon fils, en la place
« que t'assigne ton mérite ! Et pour n'en être
« pas délogé, range toi de manière qu'on n'ait
« jamais à rabattre de tes prétentions. La mo-
« destie est une aussi grande vertu que l'or-
« gueil est un grand vice. Si tous les hommes
« savaient se tenir, chacun à sa place, les so-

« ciétés couleraient des jours paisibles et heu-
« reux, et l'on ne verrait plus cette cruelle
« ambition empoisonner le cœur et ronger
« l'existence. On verrait régner à sa place la
« concorde et le bonheur. Renfermé chacun
« dans une sphère limitée de besoins, on se
« contenterait de peu, et l'on se trouverait ri-
« che dans la médiocrité. Faut-il tant de bien
« pour le court voyage de la vie ?

« Fais tout pour gagner l'estime de tes con-
« citoyens, et si, malgré tes efforts, il te
« survient des ennemis, ne les redoute pas,
« car Plutarque pense qu'ils ont leur utilité :
« *Ils vous montrent vos fautes, ils vous disent*
« *des vérités ; ce sont des maîtres qu'on ne*
« *paye pas.*

« O mon fils ! Voici le moment où, selon les
« vœux de la nature, tu vas partager ton
« existence avec une compagne. Le masque
« des illusions tombera et tu te verras devant
« tes devoirs, sache les remplir, ô mon ami !
« si tu veux être heureux.

« Uni à une femme charmante que ton cœur
« a choisie et que tu adores, tes devoirs envers
« elle seront des jouissances ; et je présume
« assez de votre bonheur pour croire que ton
« seul tourment sera la crainte de ne la pas

« posséder assez longtemps. Toutefois, pour
« t'assurer ce bien, cultive-le afin qu'il te soit
« toujours agréable et qu'il puisse t'offrir sans
« cesse la même source de félicité. Sois l'ami
« de ta femme et le soutien de sa faiblesse ;
« satisfais son cœur, nourris sa vertu ; guide-
« la dans les périls dont elle pourra être en-
« vironnée ; attache-la à tes destinées et fais
« si bien, ô mon fils ! qu'elle puisse te dire
« comme Andromaque à Hector : *Je trouve tout*
« *en toi, père, mère, frère, sœur, tu es tout*
« *pour moi, tu es mon époux.*

« Eloigne de ta maison ces hommes perfides
« qui, sous le manteau de la probité et de
« la vertu, viennent tendre des pièges aux
« femmes ; car la vertu la plus solide est sus-
« ceptible de succomber à leurs attaques sé-
« duisantes. Eloigne aussi ces femmes qui, ja-
« louses d'un bonheur dont elles ne savent ou
« ne peuvent jouir, viennent semer la discorde
« dans les ménages, autant par leurs mauvais
« conseils que par leurs mauvais exemples.
« Unis tes sentiments à ceux de ta femme, ton
« cœur au sien ; sois son maître sans qu'elle
« soit ton esclave et ne soyez dominés l'un
« l'autre que par l'amour, que par l'amitié,
« que par le bonheur de vivre ensemble.

« Qu'au milieu des peines multipliées de la
« vie et des injustices des hommes, tu puisses
« toujours trouver dans le cœur de ta femme
« une source de consolations, et qu'identifiée
« avec toi, elle mette tout son bonheur à par-
« tager tes afflictions. Semblable à la vertueuse
« Eponine, épouse de Sabinus, qui, après avoir
« passé neuf ans avec lui dans un souterrain
« où il s'était renfermé pour se soustraire à la
« vengeance de Vespasien et où il fut décou-
« vert, dit à cet empereur qu'elle ne put
« fléchir, ni par ses prières, ni par ses pleurs,
« ni en lui présentant ses deux enfants nés
« dans le souterrain : *J'ai vécu plus heureuse*
« *avec mon mari dans un souterrain que toi à*
« *la lumière du soleil avec ton empire.*

« Si tu deviens père, de nouvelles joies et
« de nouveaux devoirs t'attendent. La pre-
« mière vertu du père de famille est de ne
« vivre que pour ses enfants. Ecoute la nature,
« ô mon cher fils ! écoute ton cœur, ils te dic-
« teront ce sentiment ; et quiconque le re-
« pousse, est indigne de figurer parmi les
« hommes, pas même parmi les bêtes. Ce n'est
« pas tout que d'aimer ses enfants et de pour-
« voir à leur subsistance ; car se borner là ce
« n'est que partager les soins que tous les

« animaux accordent à leurs petits. L'homme
« doit encore à ses enfants l'exemple des ver-
« tus : c'est lui qui doit être leur modèle et
« leur guide.

« Laisse à ta femme l'éducation de la pre-
« mière jeunesse de tes enfants, car ils ne
« pourraient être mieux qu'entre les mains de
« leurs mères. Favorise ses efforts en alliant
« ta puissance à son autorité, ta clémence à
« sa bonté ; et encourage ses succès en épan-
« chant dans son cœur ta reconnaissance.

« N'oublie pas, ô mon fils ! que tes enfants
« auront sans cesse les yeux attachés sur toi,
« comme sur leur protecteur et leur maître,
« et que, jeunes encore, ils te prendront déjà
« pour modèle. Règle donc ta vie pour former
« la leur ; sois toujours vertueux si tu veux
« qu'ils le deviennent. L'éducation que l'en-
« fant reçoit de ses parents, s'efface bien
« moins que celle que lui donne son institu-
« teur. Fais donc en sorte que tes enfants
« n'aient jamais rien à effacer de leur mé-
« moire de ce qu'ils auront appris de toi ou de
« leur mère.

« Epie de bonne heure les dispositions de
« leur esprit, afin de les diriger vers la place
« où la nature semble les appeler ; mais dans

« tous les cas, et quelles que soient les facul-
« tés que le ciel leur aura accordées, il sera
« toujours en ton pouvoir d'en faire des sujets
« vertueux, qui puissent plus ou moins suffire
« à leurs besoins et se rendre utiles à leurs
« semblables, pour avoir droit aux bienfaits
« de la société.

« Ne compromets jamais ton honneur, con-
« serve le comme le bien le plus précieux que
« tu puisses léguer à tes enfants. Conserve-leur
« aussi ton patrimoine comme un dépôt qui
« t'a été confié et tâche qu'il leur arrive au
« moins en aussi bon état que tu le reçus.
« Ajoutes-y s'il t'est possible les fruits de ton
« industrie et de ton économie, car il est tou-
« jours agréable à un bon père de travailler
« pour sa famille. Mais, ô mon fils ! laisse-la
« plutôt dans une honnête pauvreté que de
« lui transmettre une fortune acquise aux dé-
« pens de la veuve et de l'orphelin, et par
« des moyens que réprouvent l'honneur, la
« délicatesse et l'humanité. La probité est le
« plus grand bien que l'on puisse trouver sur
« la terre et qui, sans doute, est le plus digne
« de récompense dans l'autre vie.

D'un autre côté, Mme Clairville, au moment
de se séparer de sa fille, lui a adressé ces paroles:

« Ma fille, ô ma chère Emilie ! Voici le mo-
« ment où ta mère va se séparer de toi. Tu
« connais assez mon cœur et je connais assez
« le tien pour que nous sentions toutes deux
« l'amertume de cette séparation. J'ai possédé
« ta jeunesse, consacre le reste de ta vie à ton
« mari, sois toujours à lui et n'oublie pas tes
« parents, car ils mourraient de chagrin.
« Parle-leur souvent de ton bonheur, parce
« que ce n'est qu'alors qu'ils seront vraiment
« heureux.

« Te voilà engagée, ma fille, dans une nou-
« velle voie, plaise au ciel que ta vertu t'y
« guide et t'y soutienne sans cesse ! Tu y trou-
« veras une foule de sentiers qui conduisent
« au vice et vers lesquels tu ne manqueras
« pas d'être attirée par nombre de pièges
« plus ou moins séduisants ; sache les éviter
« en marchant droit et avec assurance, car
« on ne tombe que quand on chancelle, et rien
« ne soutient autant que la vertu.

« Que ton mari soit le dépositaire de tous
« tes secrets, de tous tes sentiments ; ne lui
« cache que les agréables surprises que tu
« voudras lui donner. Qu'il règne sur ton
« cœur ; toutefois, pour qu'il ne se lasse ja-
« mais de cette possession, ménage lui en les

« trésors en faisant en sorte qu'il trouve cha-
« que jour en toi de nouveaux motifs de t'ai-
« mer. Sache parer ta vertu, afin qu'il en
« fasse son idole. Il faut à la femme un peu de
« coquetterie pour plaire toujours à son mari
« et le garantir des attraits tentateurs des au-
« tres femmes ; mais use modérément de ce
« moyen, ne t'y affectionne pas et garde-toi
« surtout de l'afficher ; car dès que la femme
« se montre coquette, les charmes de sa vertu
« disparaissent ; elle a des adorateurs et plus
« de mari ; elle vit sans bonheur au milieu des
« plaisirs, elle se consume en artifices et sa
« vie n'est qu'un roman.

« Sois toute à tes devoirs et place ta félicité
« dans ta maison. Que ton mari, rentrant chez
« lui, te trouve toujours bonne, toujours ac-
« cueillante, le souris sur les lèvres et le sen-
« timent dans les yeux ; si parfois accablé par
« les affaires, il paraît soucieux ou triste, dis-
« trais et relève son âme par tes caresses, par
« une douce gaîté, par de la musique, en un
« mot, offre lui le bonheur domestique en dé-
« dommagement des tracasseries de la vie pu-
« blique.

« Que l'ordre et la propreté règnent dans ta
« maison : souviens-toi que de ces deux con-

« ditions naissent l'aisance et la prospérité.
« Entre dans les plus petits détails de ton mé-
« nage ; commande à tes domestiques avec
« bonté, afin qu'ils t'obéissent avec plaisir ;
« éclaire-les de tes avis, donne-leur de bons
« exemples ; pour en être respectée, fais en
« sorte d'être toujours respectable, et tâche
« de leur faire sentir aussi peu que possible
« ton autorité, car c'est toujours avec peine
« qu'on porte le joug de la servitude. Une
« bonne ménagère est un trésor.

« Reste dans la place que la nature t'a assi-
« gnée, ne cherche point à jouer le rôle
« d'homme tandis que celui de femme est si
« important. Laisse à ton mari l'administra-
« tion des biens et de toutes les affaires exté-
« rieures pour ne t'occuper que de l'intérieur
« de ta maison ; et là, fais si bien qu'il n'ait
« qu'à approuver et à admirer. Néanmoins,
« inspire lui assez de confiance pour devenir
« sa conseillère dans des déterminations im-
« portantes, et ressouviens-toi que c'est aux
« sages conseils de Livie qu'appartient l'im-
« mortelle clémence d'Auguste. Le conseil
« d'une femme est quelquefois précieux.

« Ne sois pas l'esclave de ton mari pas plus
« que son tyran. Soyez dépendants l'un de l'au-

« tre par l'attachement, par la réciprocité de
« services et par l'intérêt ; fais en sorte d'être
« toujours sa femme, afin qu'il soit toujours
« ton mari. N'oublie pas que, selon les lois de
« la nature, tu es plus faible que lui et tiens-
« toi sans cesse sous son égide protectrice.
« Rien n'est plus contraire à l'ordre et au bon-
« heur domestiques que l'empiètement d'une
« femme sur les pouvoirs de son mari : elle en
« devient présomptueuse, altière, tyran, perd
« les grâces enchanteresses de la douceur et
« de l'humilité, et brise à jamais l'harmonie
« conjugale.

« Si par malheur il arrivait que ton mari
« fut entraîné vers quelqu'autre, arrête-le,
« empêche-le de faillir en t'emparant de son
« cœur par tous les moyens de douceur, de
« prévenance, qui ont tant d'attrait chez la
« femme. Multiplie toi en quelque sorte pour
« le retenir, et surtout aie l'air de ne pas voir
« sa flamme adultère. C'est bien moins par une
« inquiétante et ombrageuse jalousie, des re-
« proches amers, des menaces et le scandale
« public que par la douceur, l'attachement
« à ses devoirs, une vertueuse résignation,
« une sorte de tristesse, que la femme recon-
« quiert le cœur de son mari.

« Etudie les personnes dont vous voulez
« faire votre société, et pour n'avoir point à
« recevoir de mauvais conseils, à supporter
« de mauvais exemples, à combattre des
« tentations, à éviter des pièges, et à se
« défendre du vice, n'admets dans ta maison
« que des gens à bonnes mœurs, et s'il s'y
« glissait quelque sujet vicieux, sous le masque
« de la vertu, interdis-lui en l'entrée sitôt que
« tu l'auras découvert. Pour se conserver sain
« et sauf, il faut éloigner les causes de con-
« tagion. Toutefois, sois sans pruderie et que
« ta vertu répande autour de toi une atmos-
« phère de douceur, de bonté, de grâce et de
« bonheur qui commande le respect, intimide
« le vice, décourage et désespère l'envie et dé-
« concerte les méchants.

« Enfin, ma chère amie, si tu as le bonheur
« de devenir mère, élève tes enfants selon les
« lois de la nature et de la raison, et ressou-
« viens-toi des soins que je t'ai prodigués ;
« pense que tant que je vivrai, tu auras une
« mère en qui tu pourras t'épancher librement,
« et qui ne pourrait être heureuse si tu ne
« l'étais toi-même.

PRÉCEPTES D'HYGIÈNE ET DE SANTÉ.

L'ennemi de l'homme c'est lui-même : c'est son intempérance, ce sont ses excès, c'est l'abus qu'il fait des choses que le Créateur a mises à sa disposition ; et, en cela, il est inférieur aux animaux qui ne dépassent guère les limites du besoin.

La tempérance, l'usage modéré des choses, en un mot, la sobriété est on ne peut plus favorable à la santé, à la longévité et à une existence heureuse.

L'homme tempérant ne va pas au delà du besoin : il cesse de manger dès qu'il a satisfait son appétit, il cesse de boire dès qu'il n'a plus soif ; il préfère une nourriture simple, frugale et n'excite pas son palais par des épices et des boissons fortes ; ses digestions sont naturelles et faciles, il jouit du bien être de l'harmonie des fonctions des organes qui constitue la santé. Ses sensations sont douces, son intelligence est libre, son âme s'épanouit avec bonheur, ses relations sont bienveillantes et son sommeil est calme et réparateur. Il exerce son corps par le travail manuel et la marche, et lui donne le repos nécessaire. Il oppose le calme à la violence, il supporte avec résignation les injustices et les méchancetés; il déplore les égarements, les déréglements et invite, par la douce quiétude dont il jouit, à suivre son exemple. Limité dans ses besoins et dans ses dépenses, il se trouve riche dans la médiocrité et ne désire acquérir que pour venir en aide à ceux qui sont dépourvus; ses jours s'écoulent paisiblement, exempts de maladies; il arrive à la vieillesse sans infirmités et attend sans inquiétude l'heure où Dieu lui retirera la vie. Tel est l'homme modéré, tel est le sage.

L'homme intempérant va presque toujours au-delà du besoin : il mange alors qu'il n'a plus faim, il boit alors qu'il n'a plus soif; il stimule son palais par des excitants de toutes sortes; il ingère de nombreux apprêts culinaires et des boissons plus ou moins fortes, plus ou moins spiritueuses; il surcharge son estomac et le fatigne encore par des liqueurs qu'il est loin de réclamer; son sang s'échauffe, ses sens s'irritent, sa tête se congestionne, son intelligence s'engourdit, ses sensations sont tumultueuses, son sommeil est agité, son âme est refoulée; il est irrascible, et ses relations sont empreintes de rudesse ; il ressent des malaises, les maladies l'atteignent facilement et, s'il en réchappe, il arrive à la vieillesse accablé d'infirmités qui lui rendent l'existence lourde, triste, et lui font déplorer les déréglements de sa jeunesse. Il vit sans bonheur et attend la mort comme le terme de ses souffrances. Tel est l'homme déréglé.

Hélas ! la sensualité entraîne le plus grand nombre, et une fois engagé dans cette vie matérielle, on s'y abrutit plus ou moins pour en subir les conséquences fâcheuses.

C'est aux pères et aux mères bien avisés à retenir leurs fils sur cette pente funeste et à les sauver des excès. C'est le plus grand service qu'ils puissent leur rendre.

Que voit-on de nos jours? Des jeunes gens de quinze ans qui boivent et fument sans mesure, qui excitent leurs sens avant leur développement et qui, s'absorbant de plus en plus, dans la vie matérielle, refoulent la vie morale, les doux sentiments, les joies de famille et deviennent insensibles aux merveilles de la nature, aux grandes choses, aux grandes actions. La surexcitation de leurs organes empêche le corps de prendre tout son développement et d'acquérir toute sa force. La fraîcheur virginale ne peut s'épanouir sur leur visage et des rides sillonnent de bonne heure leurs joues et leur front.

Là où les effets du déréglement sont plus apparents et plus pernicieux, c'est dans les classes ouvrières. Le travail incessant auquel elles sont assujetties, joint souvent à une mauvaise nourriture, rend encore plus funeste chez eux l'abus des boissons fortes, du tabac et des jouissances prématurées. Leur corps est amaigri, leur visage a une couleur terne, parfois blafarde ; ils se courbent de bonne heure et vieillissent avant l'âge. S'ils se marient, ils conservent leurs mauvaises habitudes, leurs femmes en souffrent et leurs enfants, à constitution chétive, portent l'empreinte de leur déréglement.

Les filles ouvrières subissent aussi malheureusement l'entraînement à la vie sensuelle, et, toutes jeunes encore, elles perdent rapidement la fraîcheur virginale et la douceur de l'innocence. C'est ce qui explique pourquoi on rencontre dans les grandes villes tant de visages fanés et si peu de beautés. O pères et mères, qui que vous soyez et quelle qu'ait été votre vie, aimez assez vos enfants pour les préserver de la contagion du vice et du libertinage. Pour cela,

redoublez d'attention, ne les perdez pas de
vue, procurez-leur des plaisirs honnêtes et
donnez-leur autant que possible l'exemple
d'une vie sage et réglée.

Nous sommes entourés d'influences contraires
de toutes sortes qu'on ne saurait trop signaler
au point de vue de la santé et du bonheur.

L'air atmosphérique est indispensable à la
vie, et tout ce qui peut en altérer la pureté nous
est préjudiciable. Plus l'air est pur, c'est-à-
dire composé de la quantité proportionnelle
voulue d'azote et d'oxigène, plus nous en res-
sentons les bienfaits sur notre sang et notre
organisme. C'est pour cela que les habitants
des montagnes ont la constitution plus riche de
fraîcheur et de santé que les habitants des
plaines.

L'air se vicie par la respiration, il perd de
son oxigène, autrement dit air vital, et se
charge de gaz carbonique, résidu de la respiration. Aussi son renouvellement dans les habitations est-il de la plus grande importance.
Beaucoup de personnes ne se doutent pas de la
écessité de ce renouvellement et d'aérer

leurs appartements surtout les chambres à coucher.

L'air vicié appauvrit le sang et donne de la pâleur à la peau. On ne saurait donc trop le renouveler par des courants et s'éloigner des usines et autres lieux d'où se dégagent des émanations nuisibles.

Après l'air, c'est la chaleur, l'action du soleil. Sans chaleur point de vie animale, point de vie végétale. Le soleil est donc aussi indispensable que l'air à l'entretien du principe vital, et d'autant plus qu'ils s'aident mutuellement dans leur action. En effet, le soleil ne chauffe que par l'intermédiaire de l'air ; et ce qui le prouve c'est que sur les pics élevés, au-dessus de la couche atmosphérique, il est sans action et que c'est un froid perpétuel. C'est donc par l'air que les rayons solaires chauffent le globe et vivifient les animaux et les plantes.

Toutefois, la chaleur solaire peut-être remplacée par la chaleur artificielle obtenue par la combustion des végétaux desséchés et autres substances.

L'homme peut vivre sous tous les climats et s'habituer à divers degrés de chaleur et de froid, c'est un privilège qu'il a sur les animaux et les plantes. Toutefois, une trop grande chaleur comme un trop grand froid sont nuisibles à sa santé. Il faut donc, dans les saisons chaudes et dans les climats brulants, se soustraire autant que possible à l'action solaire. Les appartements trop chauffés, dans la saison froide, congestionnent la tête et fatiguent les poumons. Les calorifères, généralement répandus, ont l'inconvénient de chauffer et de sécher l'air sans le renouveler suffisamment comme le fait le feu de cheminée.

L'eau n'est pas moins nécessaire à la vie que l'air et le soleil. Aussi le Créateur nous en a-t-il suffisamment pourvus. Les grands réservoirs sont les mers, les lacs, les fleuves et les rivières. C'est sur ces surfaces liquides, que le soleil dilate les mollécules de l'eau et en produit la vaporisation qui humecte plus ou moins l'atmosphère et qui produit les brouillards, les nuages et la pluie qui féconde la terre et alimente les sources et les courants qui reportent aux grands réservoirs la majeure partie de l'eau qui leur a été enlevée par le soleil. Et, pour cela comme pour la nature entière, rien n'est plus admirable que cette grande économie du Créateur qui a disposé les choses de telle manière que rien ne se perd et que tout se retrouve. En effet, les végétaux servent à la vie des animaux et les produits de ceux-ci servent à la vie des végétaux. La mort et la décomposition des uns servent à la composition et à la vie des autres.

L'air respirable a besoin d'être humecté d'une certaine quantité de vapeur aqueuse; mais pour la santé, il faut qu'il ne soit ni trop sec, ni trop humide. C'est pour cela que dans les lieux très-élevés et les vallons profonds, l'air atmosphérique n'est pas dans les bonnes conditions hygiéniques.

La bonne eau est celle que charrient les rivières, qui s'épure en traversant des couches de gravier et dans laquelle le savon fond sans grumeaux et les légumes cuisent rapidement.

L'eau est la boisson naturelle la plus appropriée à l'action digestive de l'estomac. Elle suffirait sans doute si on n'énervait pas l'estomac par trop de nourriture. C'est donc l'intempérance qui a amené l'usage du vin, des boissons spiritueuses, du thé et du café. Primitivement les hommes se passaient de ces choses là qui n'étaient pas connues et leur vie n'en était que plus longue. Dans les contrées où l'eau est la principale boisson, la santé est plus solide.

Mais la civilisation, l'industrie humaine qui agace et excite les sens par toutes sortes d'inventions, de préparations, rend l'usage du vin et autres boissons fermentées presque nécessaire dans une certaine mesure.

D'un autre côté, les boissons spiritueuses sont utiles jusqu'à un certain point pour relever et soutenir l'action vitale que les travaux excessifs et les sueurs qu'ils font couler tendent à affaiblir.

Toutefois, ce qui répare le mieux les forces, c'est une nourriture saine, suffisamment substantielle ; et comme, en général, on dépasse la quantité voulue de vin et autres boissons spiritueuses pour une bonne digestion, il en résulte qu'en somme ces boissons font plus de mal que de bien. Que de gens qui digèrent mal et dont l'estomac est souffrant, digéreraient mieux en remplaçant le vin, le thé, le café, les liqueurs, dites digestives, par l'eau pure ! Je dis ce que ma longue expérience m'a appris.

L'homme est omnivore, c'est-à-dire qu'il s'approprie, pour sa nourriture, les substances, les produits du règne végétal et du règne animal. C'est encore un privilége dont il jouit sur les autres êtres. Toutefois, il puise plus ses aliments dans les végétaux, les farineux, les racines, les fruits, les œufs, le laitage que dans la chair des animaux dont, à la rigueur, il peut se passer. Tandis qu'il ne peut vivre exclusivement de viandes. Quoiqu'il en soit, la nourriture la plus convenable à l'homme, c'est un mélange de végétaux et de viandes.

L'abstinence de viande commandée par l'église, un jour ou deux par semaine, est une mesure tout a fait hygiénique pour le plus grand nombre. Il en est de même du carême qui vient à propos pour réparer les excès de table du carnaval.

En général, on mange trop, entraîné qu'on est par l'idée que plus on mange, plus on se fortifie et se maintient en santé. C'est une erreur préjudiciable, car ce n'est pas ce qu'on mange, mais bien ce qu'on digère qui profite à la nutrition et à l'entretien des forces et de la santé. Lorsque l'estomac est surchargé outre mesure ou que les aliments ne lui conviennent pas, la digestion ne se fait pas naturellement et il y a une partie de la nourriture ingérée qui est non seulement perdue, mais qui trouble, irrite les voies de la digestion et donne lieu à des malaises défavorables à la santé.

Manger selon son appétit sans le satisfaire trop pleinement, voilà le bon précepte.

Les aliments, bien machés, bien triturés et suffisamment humectés de salive arrivent à l'estomac dans de bonnes conditions pour la digestion, Il ne faut donc pas manger avec trop de précipitation.

La régularité des repas est importante pour la santé. En général, trois repas suffisent avec un intervalle de 3 à 4 heures. De cette manière, l'estomac a le temps nécessaire pour digérer, et l'appétit se fait sentir aux heures accoutumées.

Quand on est trop préoccupé de sa santé on tombe dans la manie des précautions : on est inquiet, on redoute la maladie et l'on empoisonne ainsi son existence, car on souffre moralement des maux qu'on redoute : on recherche les préservatifs et l'on accueille toutes les préparations dites hygiéniques, de santé, lancées dans le commerce par la spéculation, et dont bon nombre sont défavorables à certaines personnes, à certains estomacs. Avec cette préoccupation, dès qu'on éprouve des malaises, un peu d'indisposition, on s'empresse de prendre des remèdes : un purgatif, un élixir, etc, le plus souvent sans consulter un médecin, et la préoccupation d'esprit est telle qu'on se félicite de l'action de ces remèdes, lors même qu'ils fatiguent, qu'il font du mal.

Rien n'est plus fréquent que de voir des mères de famille médicamenter leurs enfants d'après certaines idées de vers, d'humeur, de sang, de bile, qui dominent leur esprit, et ainsi les irriter, déranger les fonctions de leur estomac, les tenir dans un état de langueur et souvent les rendre malades.

Il y a aussi beaucoup de gens sensés qui, après avoir réchappé d'une maladie plus ou moins grave, restent dans une fausse convalescence, dans un état de langueur par le fait aussi d'idées préconçues. On est affaibli et l'on abuse des toniques, d'une nourriture trop forte, trop stimulante et, sans s'en douter, on ravive les irritations des organes qui ont souffert et l'on perpétue ainsi la langueur.

Tandis que quelques soins d'hygiène et un régime mieux approprié auraient complétement rétabli la santé. C'est cette manie des remèdes qui porte à changer de médecins, à consulter les empiriques, les charlatants, les sorciers, les somnambules, les devineresses et à ajouter foi aux prétendues guérisons merveilleuses et aux remèdes qui les ont opérées.

C'est cette fureur des remèdes qui donne lieu à une maladie, en quelque sorte artificielle, que je nomme *médicamie* et qui rend mélancoliques et malheureux ceux qui en sont atteints. Elle est incurable par ce qu'elle est entretenue par des remèdes variés dont ils sont avides espérant toujours en leurs bons effets. J'en ai connu beaucoup de ces désespérés qui ne devaient leur langueur, leurs mauvaises digestions et souvent leurs souffrances qu'aux remèdes contraires et que je ne pouvais convaincre.

C'est dans des cas de ce genre que la médecine homéopathique, telle que l'enseignait et la pratiquait Hannheman, son fondateur, et non comme la font ses faux disciples, a rendu réellement des services, étant la négation des remèdes vu leur division infinitésimale qui en annule les effets.

Ces maniaques, cessant par le fait d'être sons l'action médicamenteuse, arrivent ainsi à un soulagement, à une amélioration et à la guérison, grâce aussi au régime alimentaire. Mais, comme, je viens de le faire remarquer, ces cures par l'homéopathie deviennent de plus en plus rares parceque les médecins, qui la pratiquent de nos jours, donnent des substances actives, des poisons même à doses suffisantes.

Que de malaises, que de langueurs, que d'indispositions, que de tristesse et de désespoir de moins, si, mieux avisés, mieux renseignés, mieux éclairés, on écoutait la nature qui a horreur de tout ce qui peut troubler l'harmonie des fonctions des organes, et qui travaille incessamment. à notre insu au rétablissement de cette harmonie.

Ecouter la nature dans ce cas, c'est s'étudier soi-même et c'est surtout écouter son estomac qui manifeste hautement, franchement ses impressions agréables ou pénibles selon la nature des aliments et des substances médicamenteuses qu'on lui impose. Une fois qu'on est parvenu à bien étudier son estomac en dehors de toute idée préconçue, on commet rarement des erreurs de régime, l'on s'abstient des médicaments inutiles et l'on jouit des bienfaits, du bonheur de la santé.

Ce qui est encore très-préjudiciable à l'estomac et aux bonnes digestions, ce sont les impressions morales, les agitations de l'âme. L'influence du moral sur le physique est incontestable. Aussi, combien de gens languissent sous l'influence de chagrins, de passions, de ressentiments. Ici les conseils ne sont pas faciles à suivre. On ne se soustrait pas à volonté aux émotions, **aux** surprises, aux évènements inattendus : on est frappé inopinément et le coup est porté sans qu'on ait pu le prévoir et l'éviter. Dans de pareils cas, il ne reste que la résignation et la confiance en Dieu pour résister au désespoir et ramener l'organisme à un peu de calme.

Mais ce qu'on peut éviter dans l'intérêt de la digestion et de la santé, c'est de ne pas se laisser aller aux discussions vives, aux emportements avant pendant et après le repas. C'est au contraire, autant que possible, de réjouir son esprit, de toucher doucement son âme par des conversations agréables, des témoignages réciproques d'estime, d'intérêt, de confiance ; ce qu'on ne peut bien obtenir qu'en faisant taire l'amour propre et tout sentiment de jalousie et de rivalité. C'est de s'aimer assez pour ne pas se nuire et nuire aux autres.

Malheureusement ces préceptes sont peu observés : on masque ses sentiments et l'on en souffre d'autant plus; on est gracieux avec ceux qu'on déteste ; on tend la main souvent à un jaloux, à un méchant, à un ennemi, la politesse le veut ainsi : vous êtes gonflé de ce qui vous déplait, de ce qui vous indigne, de ce que vous ne pouvez dire. Ces oppositions de sentiments, de caractères, sont très-fréquentes dans la société, c'est-à-dire entre gens qui se voient, qui se fréquentent selon les bienséances, les convenances du monde, les habitudes, l'étiquette, mais qu'aucune sympathie ne lie. Ne voudrait-il pas mieux ne voir que ceux qui vous plaisent, que ceux que vous estimez, que ceux pour qui vous sentez quelque chose au cœur? Mieux vaut n'avoir que de rares amis que de nombreux et importuns visiteurs, que des visages grimaçant de faux sentiments.

L'homme se crée des besoins factices, des habitudes dont il devient l'esclave. Une des plus fâcheuses et des plus tyraniques, c'est l'usage du tabac.

Le tabac à priser et à fumer est-il utile ou préjudiciable à la santé? D'après les remarques de médecins judicieux, il n'est pas utile et devient quelquefois nuisible. L'excitation que la poudre de tabac produit sur la membrane des narines peut donner lieu à un suintement favorable à la tête; mais pour peu que cette poudre soit fine et sèche, elle pénètre profondément dans les narines, quelquefois dans la gorge et là, humectée, son suc vénéneux absorbé est très-préjudiciable en portant ses effets sur le cerveau.

Le tabac à fumer, pour peu qu'on en ait l'habitude, fumée et salive sont presque totalement rejetées et la bouche n'est qu'une machine fumigatoire dont le fonctionnement amuse et distrait le fumeur. C'est un exercice, un passe temps. Cependant le palais s'exerce sur la saveur du tabac et finit par distinguer des nuances de qualité et de goût dans cette saveur qui sont pour le fumeur une sorte de gourmandise; mais, en somme, pour tous c'est une consommation tout à fait improductive et onéreuse pour un grand nombre.

Toutefois, le tabac à fumer n'est pas tout à fait inoffensif. Il agit sur la membrane de la bouche et altère à la longue les gencives et les

ents, soit par la dureté des pipes et porte-ciga-
es, soit par l'action immédiate du suc de tabac
. de la fumée ; et c'est ainsi que les dents per-
ent leur blancheur et se déchaussent. Il agit
ar les voies respiratoires où une partie de la
uméc absorbée porte ses effets délétères sur le
erveau et les nerfs.

Cette absorption de la fumée du tabac est
eu de chose en plein air où elle est emportée ;
ais dans les appartements il n'en est pas de
ême : l'air respirable s'en sature et arrive
insi aux poumons. Rien n'est donc plus nui-
ble que de fumer dans les appartements au-
nt pour les personnes qui s'y trouvent que
our les fumeurs. Mais là où le tabac nuit le
lus, c'est dans les tabagies où entassés, les
imeurs boivent de la bière et autres boissons
piritueuses dont les effets sur le cerveau et
es nerfs s'ajoutent à ceux du tabac. C'est dans
es lieux que les facultés morales s'engourdis-
ent et que l'on tombe dans une sorte d'abru-
ssement qui prédispose aux tremblements
erveux et aux paralysies... Combien de jeu-
es gens, bien doués, ensevelissent ainsi leur
venir !

Un des grands moyens de santé et de longévité, c'est la marche. Cet exercice favorise la
circulation régulière du sang, porte l'action vitale sur les muscles, à la peau et prévient l'o-
bésité et l'essoufflement.

La marche active la digestion, entretient la
souplesse des fibres et procure un bon sommeil; mais, pour cela, il ne faut pas qu'elle
soit portée au-dessus des forces, car alors elle
est débilitante et nuisible surtout si la nourriture n'est pas suffisamment réparatrice.

On marche peu de nos jours, on est devenu
paresseux à cause de la facilité de se trans-
porter d'un lieu à l'autre rapidement et à bon
marché, qu'offrent les omnibus, les che-
mins de fer et les bateaux à vapeur. C'est ainsi
qu'on redoute une marche de quelques kilomètres; tandis qu'autrefois c'était un exercice que tout le monde faisait avec plus ou
moins d'agrément et de profit pour la santé.
Aujourd'hui les indispositions sont plus fréquentes, les digestions moins faciles et l'on
jouit moins de la plénitude de la santé.

L'apoplexie frappe mortellement beaucoup
plus qu'anciennement des sujets dans la force
de l'âge et surchargés de sang et de vie. Ce
qu'on éviterait bien certainement en faisant

journellement plusieurs kilomètres de marche, fréquentant moins les cafés et vivant plus sobrement. Les maladies de la moelle épinière, également plus fréquentes de nos jours, tiennent aux mêmes causes.

La considération des habitations, au point de vue de l'hygiène et de la santé, est très-importante.

Les maisons humides où l'air ne se renouvelle pas facilement et privées du soleil, sont malsaines. C'est dans des habitations de ce genre qu'on s'étiole, qu'on est pris de rhumatisme et que les scrofules exercent leurs ravages. Il est donc bien utile pour la santé de choisir autant que possible une habitation saine, c'est-à-dire suffisamment élevée au-dessus du sol et recevant l'action du soleil. La meilleure est celle située au matin et au midi avec des ouvertures au couchant et au nord pour le renouvellement de l'air et pour ne pas trop sentir l'action du soleil dans la saison chaude.

Les appartements bas et rétrécis, surtout les chambres à coucher, comme ils le sont généralement dans les constructions modernes, laissent à désirer au point de vue de l'hygiène. Plus on a d'air à respirer dans le lieu qu'on habite, moins est sensible son altération par la respiration et les émanations du corps, et plus les poumons trouvent d'oxigène pour vivifier le sang. Les architectes qui, comme bien d'autres, ignorent la quantité cube d'air nécessaire à la vie et à la santé de chaque personne dans un temps donné, ne se préoccupent que de créer le plus de logements possible. Que de personnes ne doivent, sans s'en douter, leur pâleur, la décoloration de leurs gencives et l'appauvrissement de leur sang qu'à un volume insuffisant d'air dans leurs appartements rétrécis.

Pour remédier à cette insuffisance d'air, il faut établir des courants pour son renouvellement. Les cheminées sont de bons ventilateurs surtout quand on y fait du feu.

On ne saurait donc donner trop d'espace et surtout d'élévation aux salles d'étude, aux dortoirs des écoles, des pensionnats, parce que les jeunes sujets consomment comparativement plus d'air que les adultes. Il en est de même pour les salles de spectacles, de réunion, les hôpitaux, en un mot pour tous les lieux où il y a entassement de sujets.

La propreté est un grand moyen de santé. Elle s'applique au corps, au linge, aux vêtements, aux lits et aux appartements. Les bains tièdes avec un peu de carbonate de soude nettoyent rapidement et parfaitement la peau : un par semaine peut suffire. Mais, à défaut de bains et dans leur intervalle, il y a un moyen de propreté qu'on devrait employer journellement : c'est le lavage des pieds et du bas du corps. Il faut s'accoutumer à faire ce dernier à l'eau froide, et même chez les filles et les femmes pendant les menstrues. Cette propreté du corps, avec du linge suffisamment renouvelé, entretient un bien-être et la fraîcheur du visage. Elle prévient les éruptions, les démangeaisons et, chez les personnes du sexe, les irritations et les fleurs blanches. Les mères de toutes les classes ne sauraient trop donner cette habitude à leurs jeunes filles.

Il me répugne de dire combien il y a de filles et de femmes qui, couvertes dessus de choses propres et élégantes, sont dessous d'une saleté repoussante.

La propreté du lit n'est pas moins importante que celle du corps pour la santé, et une bonne précaution, c'est de le laisser suffisamment découvert au lever pour permettre aux

14

émanations de s'évaporer, et de renouveler suffisamment les draps.

Enfin la propreté des appartements n'est pas moins salutaire à la santé. Ce soin incombe à la ménagère, et la femme qui tient sa maison propre et en ordre, est presque toujours d'une propreté sur sa personne, qui se révèle au premier coup d'œil.

Nous avons besoin de distractions comme moyen d'hygiène, et c'est ce qui a amené les jeux de combinaisons et d'adresse. Les jeux assis qui n'exercent que l'esprit sont moins favorable que ceux qui exercent aussi le corps, tels, par exemple, que le jeu de boule et de billard ; mais les avantages hygiéniques du jeu se perdent en grande partie quand on s'y intéresse trop et qu'on est trop préoccupé des chances de perte et de gain. En général, les joueurs passionnés se surexcitent, ont un mauvais sommeil, sont très-impressionnables, souffrent de la tête et nuisent à leur santé.

L'ennui est un accablement de l'âme qui provient ordinairement de l'oisivité. L'homme est tellement fait pour le travail que dès qu'il est oisif il s'ennuie et trouve l'existence lourde. Le temps qui s'écoule si vite, les jours qui passent si rapidement, entrainant avec eux notre jeunesse, nos illusions et les charmes de notre existence, quand ils sont bien remplis de travail, de projets, d'espérances, ce temps est bien long pour celui qui ne travaille pas et qui ne sait s'occuper. La fortune, le bien-être, les jouissances matérielles, qui ne peuvent combler tous les instants, laissent encore prise à l'ennui. Que de gens ont longtemps travaillé avec courage, avec plaisir, sans sentir un instant le poids du temps, en vue d'une vie de repos et de jouissances, et qui, arrivés au but de leurs désirs, ne trouvent que l'ennui de l'oisiveté et voient s'altérer leur santé qu'un exercice actif soutenait !

Dieu a donc attaché à la richesse, à l'oisiveté, à la satiété des jouissances sensuelles, l'ennui, une sorte de mélancolie qui va quelquefois jusqu'au dégoût de la vie. Il l'a voulu ainsi pour qu'il n'y ait pour personne sur cette terre de plaisirs sans amertume, de bonheur parfait, et que le meilleur bien soit l'espoir d'une autre vie, de jouissances sans mélange.

Gens oisifs, qui vous ennuyez dans le bien-être, dans l'abondance, vous ne pouvez mieux faire pour vous distraire, chasser l'ennui, que de vous intéresser à vos semblables surtout à ceux qui sont malheureux. Partageant ainsi votre vie avec eux, leur venant en aide par vos conseils et vos bienfaits, le temps ne vous durera plus parce qu'il sera comblé par vos bonnes actions et que la satisfaction que vous en retirerez sera pour vous une jouissance, un bonheur qui vous portera à remercier Dieu de vous avoir donné les moyens de faire le bien.

L'ambition, l'amour des honneurs, des distinctions tourmentent le monde, fatiguent l'esprit et nuisent à la santé et au bonheur : nous ne nous contentons pas de notre position et nous courons après la fortune et les honneurs ; nous désirons acquérir et nous usons de tous les moyens pour y parvenir. Cette ambition, dans certaine mesure et lorsqu'elle est alliée à la probité, est très-louable. C'est une jouissance que produit le travail. Mais quand on se livre à des spéculations hazardeuses et qu'on use de moyens réprouvés par la délicatesse, la bonne foi, on est inquiet, tourmenté des chances auxquelles on s'expose, ce qui est défavorable à la santé ; et encore bien davantage quand on est dévoilé dans des actes d'improbité et qu'on perd l'estime et la considération.

Sachons donc sagement limiter notre ambition et le meilleur moyen pour acquérir et s'enrichir, c'est l'ordre et l'économie.

Mais si vous ne mesurez pas vos dépenses à vos ressources, au produit de votre travail, vous êtes constamment dans la gêne, l'inquiétude, la honte des dettes et cette inquiétude incessante nuit à votre santé.

Le luxe qui s'est répandu dans toutes les classes de la société et auquel on sacrifie beaucoup, est la principale cause de la gêne.

L'amour propre est le mobile de la plupart de nos actions et la principale cause de nos blessures morales. C'est un sentiment que Dieu a mis en nous pour nous aiguillonner et nous empêcher de tomber de lassitude dans la dure traversée de la vie.

Rien, en effet, ne nous soutient autant que

l'amour-propre dans nos travaux, dans nos recherches, nos luttes, nos désirs, et nos espérances. On a confiance en soi, on devient persévérant et souvent on atteint le but qu'on a en vue. L'amour-propre, dans de sages limites, est donc utile, même indispensable ; car, en effet, la personne qui ne sent rien, qui ne désire rien, à qui rien ne fait envie, est une rare exception.

Ce n'est donc pas l'absence de l'amour-propre, mais bien son excès qui domine en ce monde ; et c'est ce qui est cause des rivalités en toutes choses. Sous l'influence de ce sentiment immesuré, on est infatué de soi-même, on se croit plus que les autres, on ne voit que ses qualités, on ne voit pas ses défauts, on ne supporte pas la contradiction; on veut avoir raison quand même, on devient difficile, entêté et quelquefois de mauvaise foi.

C'est à l'amour-propre surtout que nous devons nos luttes, nos querelles et l'esprit de contradiction et d'opposition qui fait que, dans les réunions privées comme dans les assemblées publiques, on est si divisé sur les appréciations des personnes, des choses et des événements.

Les personnes qui ont beaucoup d'amour-propre sont très-susceptibles : elles se blessent facilement et rapportent souvent à elles des paroles qui ne sont nullement à leur adrese, ce qui les humilie et les rend malheureuses. Ces impressions morales surexcitent les nerfs et troublent la santé.

La vanité est la sœur de l'amour-propre. Nous en avons tous plus ou moins : renfermée dans de sages limites, elle est nécessaire, car sans elle, sans les soins de la toilette qui font ressortir la fraîcheur et la beauté, qui atténuent la laideur, qui dissimulent les infirmités et parent la vieillesse, que de regards attristés ! Puis c'est elle qui alimente le commerce par la variété des modes, des caprices du goût.

C'est encore l'amour-propre et la vanité qui nous font attacher du prix à l'éloge, à la flatterie, à un ruban à la boutonnière ; qui nous portent à faire ressortir nos avantages, nos succès, nos entreprises et quelquefois nos folies ; qui nous rendent rivaux les uns des autres en beaucoup de choses, et qui nous causent parfois de vives impressions, nuisibles au calme de la vie et à la santé.

L'orgueil est l'amour-propre débordé. C'est la fierté de sa personne, de sa position, de ses connaissances, de ses succès, de son autorité, de ses distinctions, en un mot, c'est moins le véritable mérite qui est humble de sa nature, que la jactance, la suffisance, et souvent l'insolence : aberration, aveuglement qui empêche de reconnaître la valeur, le mérite des autres.

Ces frottements de la vie sociale, ces rapports des uns avec les autres, ces contacts de divers caractères, d'intelligences inégales, ne manquent pas de mettre en jeu l'amour-propre, la vanité, de faire ressortir l'orgueil et de donner lieu à des blessures et à des ressentiments.

Oh ! vous tous qui me lisez, qui reconnaissez sans doute la justesse de mes observations, faites-en votre profit en vous abstenant de faire ce que vous blâmez dans les autres, c'est-à-dire en imposant parfois silence à votre amour-propre et en reconnaissant que la modestie que tout le monde loue, sans doute à cause de sa rareté, intimide l'orgueil et commande le respect. Et, pour être bien avec tout le monde et s'éviter des impressions pénibles, nuisibles à la santé, c'est de prendre sagement, comme l'a dit un grand moraliste, les hommes comme ils sont et accoutumer tout doucement son âme à souffrir ce qu'ils font. Puis, pour se fortifier dans ces résolutions, c'est de s'élever, de temps en temps, au-dessus des futilités de la vie pour sentir Dieu et se sentir soi-même. Le calme de l'esprit et la paix du cœur ne peuvent s'obtenir autrement,

L'économie, poussée au-delà de sages limites, dégénère en parcimonie, en avarice. C'est une erreur de jugement, une maladie de l'âme, que ce sentiment qui concentre toutes les facultés sur le bien matériel, sur l'or ; qui rend insensible aux besoins des autres, et qui paralyse la charité, la bienfaisance.

Ce n'est pas d'ordinaire le père de famille qui devient avare, sa vie est trop étendue pour la concentrer ainsi. Ce sont ordinairement les célibataires qui ont pris de bonne heure l'habitude de l'épargne.

L'avare, bien qu'il mette tout son bonheur à accumuler, n'est pas sans inquiétude sur la conservation de son trésor. Il craint de le perdre et de tomber dans la misère. Si on lui parle d'user, de ne pas se priver, qu'il en a bien plus qu'il lui en faut pour le temps limité qu'il a à vivre, et qu'il travaille pour des héritiers qui se moqueront de lui, il se récrie qu'il n'est pas aussi riche qu'on le croit, et qu'il pourrait bien ne pas avoir assez. Détaché du monde et totalement privé de la jouissance attachée aux bienfaits, aux services à autrui, il est en proie à une inquiétude vague, à une sorte de mélancolie qui rend sa santé chancelante.

Sachons économiser pour ne pas manquer du néessaire, et en vue des maladies et des infirmités, mais usons sagement et ne craignons pas de venir en aide à autrui dans la mesure de nos ressources.

Oh ! avares, puissiez-vous, pénétrés de mes paroles, vous procurer la jouissance la plus pure, celle de secourir les malheureux ! Alors, vous serez entourés d'estime, vos âmes s'épanouiront, et, au lieu de l'isolement et du mépris, les bénédictions vous accompagneront jusqu'à la tombe, et Dieu vous tendra la main.

L'exaltation de l'esprit, l'ardeur de l'âme, la vivacité de l'imagination, donnent lieu à une surexcitation qui amène les crises nerveuses, les visions, et compromet quelquefois la vie intellectuelle.

Mais de toutes les passions, la plus fâcheuse,

a plus nuisible à la santé et au bonheur, c'est
a jalousie. Cette inquiétude de l'esprit est loin
l'être toujours fondée, et c'est alors qu'elle est
la plus nuisible, par ce qu'elle est incessante et
entretenue par une imagination inquiète et ombrageuse.

L'amitié réciproque des époux est un bienfait du ciel, et malheureux celui qui le compromet; mais douter de l'un, de l'autre, sans motif,
sans raison, c'est blesser le cœur, se tour-
menter, faire naître le dépit, nuire à sa santé
et se rendre malheureux. Hélas ! bien qu'on ait
à déplorer des défaillances, sachons que rien
n'entretient mieux la vertu, l'union, la paix des
ménages que la sympathie des sentiments, que
l'amour moral qui se nourrit d'égards, d'attentions réciproques, et qui survit jusqu'à la
tombe à l'amour sensuel.

L'homme naît nu et a besoin de se couvrir,
de se vêtir, pour résister aux intempéries ; mais,
en cela, comme en beaucoup de choses, on
n'observe pas toujours les régles de l'hygiène.
En général, de nos jours on se vêt trop, on
porte de lourds vêtements qui poussent à la

sueur même dans la saison froide, pour peu
qu'on marche ou qu'on se livre à un autre
exercice. On entretient ainsi la peau dans un
état de relâchement qui la rend plus impressionnable aux influences atmosphériques, et
qui la prédispose au refroidissement, à la suppression de la transpiration, conséquemment
aux rhumes, aux fluxions et aux douleurs rhu-
matismales. C'est ce qui a amené l'usage de la
flanelle généralement répandu, et qui, quoique
d'une utilité incontestable, ajoute encore au
poids et à la chaleur des vêtements. C'est sous
l'influence de ces causes que les maladies de
poitrine sont devenues si fréquentes, si redou-
tables, et qu'on est plus délicats, moins vigou-
reux.

Un vêtement trop chaud, trop serré au
corps, et qui permet difficilement l'accès à l'air
et le passage à la sueur, est contraire à l'hygiène, à la santé. Les générations antérieures
à la nôtre, étaient moins impressionnables et
résistaient mieux aux intempéries, bien que
l'hygiène publique fut moins soignée que de
nos jours. C'est que les habitations étaient plus
spacieuses, moins chauffées que les nôtres;
c'est qu'on entretenait la chaleur de la peau et
une douce moiteur, moins par de lourds vête-

ents que par les exercices actifs du corps,
rtout la marche ; c'est ainsi qu'on s'endur-
ssait et qu'on était moins facilement atteint
e fluxion et de rhumatisme,

Qu'on sache donc que les précautions exa-
érées et mal comprises contre les intempéries
ont plus nuisibles que favorables à la santé.
es piétons, les marcheurs, peu chargés de
êtements, sont bien moins sujets aux rhumes
ue ceux qui vont en voiture et qui cachent
usqu'à leur nez.

Pères et mères, habituez-donc vos enfants
ux vêtements légers et suffisamment amples,
fin de leur permettre autant d'exercice que
ossible. C'est ainsi que, nés chétifs et délicats,
ous en ferez des sujets forts et solides, Qu'on
emarque les enfants des pauvres artisans, sur-
out des campagnards, comme ils sont forts et
igoureux avec de mauvais vêtements qui ne
es couvrent qu'en partie.

Ces remarques s'appliquent aussi aux filles
et aux femmes, dont les vêtements plus ou moins
bizarrement accoutrés et imposés par les modes,
aissent également beaucoup à désirer au point
de vue de l'hygiène et de la santé.

L'homme est condamné au travail, c'est son lot, c'est un besoin que lui impose la société, la réciprocité des services ; mais il faut que le travail soit réglé et pas au-dessus de ses forces. L'excès de travail énerve, épuise le principe vital et prédispose aux maladies graves ; puis c'est un mauvais calcul que de trop prolonger le travail, et de ne pas donner assez de repos au corps ; car le lendemain ou le surlendemain on est moins capable de travail, et, en définitive, on n'y gagne rien de bien.

L'excès de travail est bien plus nuisible aux jeunes sujets, encore dans l'âge de la croissance, et on ne peut qu'approuver les réglements qui limitent la durée du travail dans les ateliers.

Mais il est des professions, des travaux, qui compromettent la santé. Ce sont ceux dans les mines, où les hommes, privés de la lumière solaire et de l'air pur, sont condamnés à respirer des gaz méphitiques et à être asphyxiés par le feu ou par l'eau. Il en est de même de beaucoup d'usines où se dégagent des émanations ou des poudres délétères et corrosives.

Il est douloureux de penser que l'appât du gain porte l'homme à compromettre sa santé et à exposer sa vie.

C'est aux administrations et aux directeurs des établissements, aidés des conseils de l'hygiène, à prendre les plus sages mesures, les plus grandes précautions pour exposer et compromettre le moins que possible la santé et la vie des ouvriers. Ceux-ci, de leur côté, doivent éviter les excès, l'abus des liqueurs fortes. On ne saurait trop les moraliser sur ce point.

Les métiers sédentaires sont quelque peu préjudiciables à la santé, en privant le corps de l'exercice qui lui est nécessaire.

Ce sont surtout les jeunes filles, couturières et autres, qui souffrent d'être constamment assises ou sur leurs jambes. Il en résulte pour elles souvent des dérangements de la circulation très-préjudiciables à leur santé.

Pour obvier autant que possible à ces inconvénients, il faut consacrer une heure dans le milieu de la journée à une promenade un peu rapide, pour donner l'impulsion nécessaire à la circulation et aux organes.

Enfin les hommes de cabinet, dont la tête est plus ou moins congestionnée par le travail intellectuel, doivent sagement interrompre et limiter ce travail pour n'en pas trop ressentir les mauvais effets.

Le résumé de tous ces préceptes, en vue de la santé et du bonheur, c'est de régler autant que possible sa vie physique, sa vie intellectuelle et sa vie morale : c'est de donner à son corps la nourriture nécessaire, mais sans excès, et aussi de le soumettre à l'exercice, au travail, en rapport avec son aptitude et sa force ; c'est de cultiver et entretenir son intelligence par la conversation, la lecture, les conceptions de tous genres et les dissertations ; c'est de nourrir son âme de pensées élevées et généreuses, puis c'est de se laisser aller au bien, au dévouement, à l'indulgence et à la charité. Vivre ainsi, c'est vivre selon les vues de Dieu.

L'Académie des sciences morales et politiques de Paris, vient de mettre au concours deux questions qui témoignent hautement de sa sollicitude pour les vrais intérêts de la société; les voici:

PREMIÈRE QUESTION :

« De l'utilité du repos hebdomadaire pour
« les enfants et les adultes, au triple point de
« vue de la morale, de la culture intellectuelle
« et du progrès de l'industrie. Peut-on rem-
« placer le repos hebdomadaire par la limita-
« tion du travail quotidien? Dans quelle me-
« sure la loi peut-elle intervenir pour assurer
« aux enfants le repos hebdomadaire? Par
« quelles institutions peut-on, en respectant
« absolument la liberté individuelle, propager
« l'habitude de ce repos, en régler et utiliser
« l'emploi? »

DEUXIÈME QUESTION :

« Constater la part que l'intempérance a
« dans la misère. Rechercher les plus sûrs

« moyens de combattre ou d'atténuer l'intem-
« pérance. Quelle influence les lois pénales,
« fiscales et autres peuvent-elles exercer sur
« l'intempérance ? Des sociétés de tempé-
« rance et des résultats obtenus par elles. »

Je n'entreprendrai pas de traiter ici ces questions, comme elles le méritent, je me bornerai à en faire ressortir des enseignements à l'appui des préceptes que j'ai donnés dans ce livre.

L'homme est fait pour le travail : il y est forcé pour les besoins de son existence et aussi pour les besoins réciproques de la société où il prend en échange de ce qu'il donne. C'est pour cette fin que Dieu a pourvu diversement les hommes d'aptitudes, ce qui produit la réciprocité des services, la dépendance des uns des autres et le lien le plus sûr de la société : l'un donne son produit, l'objet de son travail en échange de celui d'un autre, et tout se règle au moyen d'une monnaie de convention. Supprimez cette monnaie, et personne ne pourra se soustraire au travail, obligé que chacun sera de donner en échange de ce qu'il recevra.

Le travail est corporel, intellectuel ou moral ; mais que l'homme travaille avec les ressources de ses membres, avec les ressources de son intelligence ou avec les ressources de son âme, il a besoin de repos, et ce repos lui est donné par le sommeil, admirable et étonnante suspension de toute action intellectuelle et de toute action morale.

Ce repos, ce sommeil, cette mort apparente, qui se produit plus ou moins régulièrement, qui absorbe à peu près le tiers de notre existence, et qui est en rapport, en quelque sorte, avec le sommeil de tous les êtres vivants, animaux et plantes, sous le manteau de la nuit, est-il suffisant, et le repos hebdomadaire est-il nécessaire ?

Le repos du sommeil est suffisant pour l'animal livré à la nature ; mais il ne suffit pas à l'homme qui lasse et épuise son corps par un travail quotidien soutenu, et qui a besoin régulièrement d'un jour entier de repos, pour re-

tremper ses forces, conserver sa santé, et empêcher un trop rapide épuisement, la vieillesse
avant l'âge.

Oui, je le dis, avec une longue expérience,
une longue observation, comme physiologiste,
comme médecin et comme philosophe, le septième jour est nécessaire, indispensable au
repos du corps de l'homme.

Il va sans dire que je fais abstraction des
favoris de la fortune et des paresseux, toujours
trop nombreux pour le malheur des autres,
qui, ne payant d'une manière quelconque leur
dette à la société, qui, absorbant et usant largement des produits du travail et ne donnant
rien en échange que de la vile monnaie, sont
cause que les ouvriers usent leurs forces par
une surcharge de travail. Car, il faut bien le
reconnaître, si le nombre des riches et des
paresseux augmentait considérablement, les
ouvriers ne pourraient pas suffire aux besoins
de la consommation, et s'useraient rapidement
par un surcroît de travail, commandé à la fois
par la nécessité et l'appât du gain.

La limitation du travail est on ne peut plus importante pour l'ouvrier comme pour l'atelier, car un travail quelconque pèse moins à l'ouvrier et se fait mieux quand il est dans de bonnes et régulières limites. Les chefs d'atelier, les directeurs de manufactures, qui s'en trouvent bien aussi, ont intérêt à ne s'en écarter que dans des cas rares et d'urgente nécessité.

La limitation du travail est bien plus importante encore pour les jeunes sujets ; car les faire travailler autant que les adultes, c'est leur faire absorber les forces vitales nécessaires à leur développement, et nuire à leur santé et à leur avenir. Les parents ne sauraient donc trop faire observer rigoureusement les règles établies à cet égard.

Douze heures de travail, y compris le temps pour le repas, c'est une limitation convenable pour l'adulte ; mais pour le sujet de 12 à 17 ans, la durée du travail ne doit guère dépasser 8 à 10 heures ; de 9 à 12 ans, elle demande encore à être réduite, et, au-dessous de cet âge, toute application soutenue de l'enfant à un travail quelconque, lui est nuisible, et doit être sévèrement défendue.

A cet âge, comme je l'ai dit ailleurs, il faut que le corps et l'intelligence de l'enfant ne s'exercent, ne soient mis en action, que pour favoriser leur développement naturel, et que le peu de travail qu'on lui impose, ne soit pour lui qu'une gymnastique salutaire.

Rien n'est plus fâcheux et douloureux à voir que ces jeunes sujets, filles et garçons, que la cupidité des patrons et l'aveuglement des parents forcent à un travail plus ou moins prolongé. Il en résulte, le plus souvent, pour ces pauvres petits êtres, un développement incomplet de leur corps, des difformités, des déviations de la colonne vertébrale, les scrofules et l'idiotisme. On ne saurait trop protéger les enfants contre une pareille conduite par des mesures sévères et une surveillance active. Le repos hebdomadaire est impuissant à réparer chez eux le mal du travail quotidien.

La réduction d'une heure de travail quotidien ne peut et ne doit pas remplacer le repos du septième jour.

D'un autre côté, l'homme n'est pas seulement une machine animale ; il a une intelligence à laquelle il doit, et à laquelle la société aussi doit un aliment; et c'est le septième jour surtout que cette intelligence reçoit la culture qui lui convient par la lecture, la conversation, les cours et les conférences.

A cet égard, il y a bien à dire au point de vue de l'instruction et du bonheur des classes laborieuses. L'ouvrier, qui sort de l'atelier pour s'abrutir dans les cabarets, et y dépenser une partie du produit de son travail, au détriment de sa femme et de ses enfants, s'il est marié, et à son propre détriment, pour sa santé et son avenir, s'il est célibataire, en ne mettant rien en épargne, a grand besoin d'être sollicité, d'être entraîné à faire mieux. Pour cela, il faut créer plusieurs cours du soir sur l'histoire contemporaine, les découvertes, l'industrie, la physique, la chimie avec expériences, l'hygiène et la morale. Ces cours seraient professés par des hommes de mérite, mais surtout doués du talent de se faire écouter et aimer.

Le Gouvernement ne saurait faire des dépenses plus utiles que celles pour instruire, moraliser les travailleurs et leur faire sentir leur valeur en dehors de celle de leurs bras. Il y a, depuis quelques années, une tendance très-prononcée des ouvriers à assister aux cours, aux conférences. Il s'agit donc de leur fournir suffisamment de cette pâture, à laquelle ils prennent goût, et de la leur préparer aussi bonne, aussi agréable et fructueuse que possible.

Le repos du dimanche n'a pas moins d'importance au point de vue religieux. L'homme ne vit pas seulement dans son corps, dans son intelligence, il vit aussi dans son âme ; et c'est dans cette vie qu'il sent Dieu et, en même temps, sa valeur et sa dignité.

La religion est un bienfait pour tous, parce qu'elle donne à tous l'amour, la justice, la confiance en Dieu et l'espérance. C'est donc dans ce repos hebdomadaire, consacré, depuis les temps les plus reculés, par le peuple juif, qu'on peut retremper les forces de son corps, les forces de son intelligence et les forces de son âme.

C'est là le couronnement de l'édifice social sans lequel tout est incomplet et incertain.

Peut-on et doit-on imposer le repos hebdomadaire ? Au point de vue de l'hygiène et de l'intérêt de l'industrie, oui, on le peut et on le doit.

Qu'on ne dise pas que c'est porter atteinte à la liberté individuelle, car cette liberté individuelle n'est-elle pas autrement violentée par la loi militaire, par les impôts, et une foule de mesures et de réglements ?

Au reste, cette loi, qui ferait défense de tout travail public, de tout travail apparent le dimanche, n'irait pas jusqu'à la vie murée, et ne porterait nullement atteinte à la liberté religieuse, celle-ci étant inhérente aux inspirations de la conscience.

L'observation du dimanche est rigoureusement suivie en Angleterre, non-seulement au point de vue du repos, de la cessation de tout travail, mais aussi au point de vue religieux, puisque la plupart des établissements publics ferment pendant l'office.

Eh bien, ce peuple le plus libre et le plus avancé des peuples, dans la grande et bonne civilisation, qui souvent demande et obtient des réformes, des améliorations, ne se récrie nullement contre la loi de l'observation du dimanche ; c'est qu'il s'en trouve bien et qu'il en sent les avantages ; sa production n'en souffre pas, tout le monde en connaît l'étendue et la richesse. Il se prépare le samedi au repos complet du dimanche. Ce jour-là, les affaires se terminent avant l'heure accoutumée. Le lundi, l'activité se montre partout et les opérations commerciales se font avec précision, sûreté, rapidité, et l'on peut ajouter avec honnêteté, conséquence heureuse de la moralité d'un peuple. L'Anglais sent si bien la nécessité du repos hebdomadaire, après le rude travail de la semaine, qu'il n'est nullement contrarié de ne recevoir aucune dépêche le dimanche, qui troublerait sa quiétude, ce qui paraît exorbitant aux étrangers.

L'observation rigoureuse, facile et agréable du dimanche par les Anglais, peuple éminemment libre, actif et industriel, en démontre les bienfaits.

Le sentiment religieux et de la famille, si remarquable aussi en Angleterre, est une conséquence de l'observation du dimanche, où la vie est toute de sentiment, toute d'intérieur. C'est sous cette même influence, comme l'a dit le Père Hyacinthe, dans ses dernières conférences à Notre-Dame de Paris, que le chef de famille exerce une sorte de sacerdoce sur sa femme et ses enfants, sacerdoce qui remonte, par le peuple juif, aux patriarches, promoteurs des décrets de Dieu.

C'est là, comme le dit encore le Père Hyacinthe, que la famille entière va au temple, et que le soir elle fait en commun la prière. C'est là aussi que l'éducation se fait facilement et solidement, bien plus par l'exemple que par les préceptes. C'est beaucoup, c'est tout que ces habitudes, ces mœurs pour le bonheur d'une nation. Il y a sans doute là, comme ailleurs, des impuretés, mais peu ou presque pas d'hypocrisie : le bien et le mal sont à découvert, mais le bien l'emporte de beaucoup sur le mal.

Autre conséquence de ces mœurs, c'est le respect de la loi, de l'autorité et de la dignité des protecteurs, des gardiens de la société.

Le Père Hyacinthe, passant desAnglais, qu'il estime, qu'il affectionne même, aux Français, s'écrie avec raison, avec vérité et avec douleur, que nous ne sommes pas dans d'aussi bonnes conditions, sous le rapport des mœurs, de la religion et de la famille.

La famille n'existe presque plus en France, surtout dans les villes, et l'autorité, le sacerdoce de l'homme sur sa femme et ses enfants est presque nul. Le respect des enfants pour leur père et la condescendance de la femme pour son mari s'affaiblissent de plus en plus. La maison n'est plus le sanctuaire de la famille. La paix, la douce harmonie, la communauté de sentiments, l'enchaînement de l'autorité paternelle et de la soumission filiale, et les jouissances de la vie domestique, ont presque entièrement disparus, sauf quelques honorables exceptions, pour faire place au manque de respect, à l'insoumission et à la discorde. Et, cependant, les maximes et les prédications ne nous manquent pas. Mais, ce qui nous manque, ce sont les principes, les mœurs, qui se perdent progressivement, sous l'influence de diverses causes qu'il ne m'appartient pas de signaler ici.

Par le fait de l'affaiblissement de l'autorité morale de l'homme, soit qu'il l'ait abdiquée, ou que sa femme s'y soit soustraite, celle-ci tombe sous une autre autorité, sous le sacerdoce du prêtre, d'un étranger à la famille, aux pieds de qui elle apporte ses griefs, ses accusations, ses ressentiments contre son mari, et souvent aussi les égarements de son imagination, sans parler de ses torts, de son manque de tact, d'attention et de délicatesse envers lui, tant il nous est difficile, avec l'orgueil dont nous sommes pénétrés, comme le disait le Père Hyacinthe dans un de ses premiers sermons à Lyon, de nous avouer coupables, *dans cette première et indispensable confession*, en face de Dieu et de notre conscience.

Que ne faut-il pas de sagesse, d'expérience, de connaissance du cœur humain, d'esprit de pénétration et même d'inspiration à ce confesseur, à cet homme de Dieu, pour ramener avec succès cette femme à l'autorité de son mari, à ses devoirs, et l'empêcher de grossir le nombre des fausses dévotes, triste et déplorable fruit des mauvaises confessions.

D'après ce qui précède, et en présence de l'état des mœurs en France, de l'indifférence en matière de religion, et de la dissolution de la famille, l'observation du dimanche, d'abord comme moyen d'hygiène et de santé, est nécessaire ; puis, pour aider à la régénération des mœurs, en se liant aux préceptes de l'église et de la morale. Mais, je le répète ici, ce qui peut le plus pour cette régénération, c'est la première éducation, c'est la femme, la mère enseignant ses enfants autant et plus par son exemple que par les préceptes, c'est-à-dire en se montrant bonne, dévouée, charitable, avec uue dévotion bien entendue, bien comprise, qui en fasse l'âme et l'ange de sa maison. Quel est l'homme, quels que soient son éducation, ses entraînements, qui ne sera pas attiré par cet ange, et qui n'en subira pas la douce et puissante influence. Une femme sur dix de ce caractère, de cette grandeur et la société changera bientôt de face.

Que les prêtres, les moralistes et les législateurs, s'entendent donc au plutôt pour favoriser cette grande œuvre.

En tête des préceptes d'hygiène, j'ai fait un tableau comparatif de la tempérance et de l'intempérance, il me reste à parler ici de l'intempérance comme cause de misère.

Si l'on n'usait des alimens et des boissons,

que pour la satisfaction voulue des besoins de la vie, c'est-à-dire sans excès, comme le font les animaux, il y aurait avantage pour tous : avantage d'abord pour ceux qui abusent et qui nuisent à leur santé ; avantage ensuite pour ceux qui usent avec modération, et surtout pour ceux qui sont dans la gêne et qui payeraient les denrées moins chères. On n'abuse guère du pain qui est le principal aliment de l'homme, mais on abuse de toutes autres choses, viandes, apprêts culinaires de toutes sortes et de friandises. Toutefois l'abus le plus onéreux et le plus nuisible, est celui du vin, de la bière et des liqueurs ; et c'est bien là où est l'intempérance. Il est des hommes qui boivent plusieurs litres de vin par jour, sans ivresse complète, et qui dépensent, de cette manière, une grande partie du produit de leur travail, à leur grand détriment et à celui de leurs femmes et de leurs enfants.

Ceux qui se livrent aux excès de boissons spiritueuses, ne sauraient dire la jouissance qu'ils en éprouvent. On satisfait avec jouissance la soif, la faim, mais quand le besoin est satisfait, il y a plutôt répugnance qu'appétence, peut-on appeler jouissance le malaise intérieur, la chaleur incommode, la lourdeur de tête, la surexcitation nerveuse, le trouble de la vue et l'incohérence des idées que produit l'action du vin et des liqueurs fortes sur notre organisme? L'homme ainsi dégradé est bien méprisable; il est au-dessous de la brute qui ne dépasse pas la limite du besoin. Il n'est donné qu'à l'homme, parmi tous les êtres créés, d'aller, pour cela comme pour beaucoup d'autres choses, au-delà des lois de la nature et de la raison; c'est un outrage à la dignité humaine et à la divinité.

Les boissons agissent de telle façon sur l'homme que sa volonté est impuissante à surmonter le penchant; c'est une véritable folie que de remplir son estomac de boissons qu'il rejette et de lui en donner quand même.

O hommes de tout âge et de toutes les classes, pourquoi vous maltraiter et vous avilir ainsi? Réfléchissez aux conséquences désastreuses de ces excès, aux souffrances, aux infirmités qui en sont la suite, et armés d'un certain courage, d'une certaine résolution, redevenez hommes et triomphez ! Je vous le demande au nom de vos sœurs, au nom de vos femmes et de vos enfants, et au nom de la société. Quelle est grande la satisfaction de celui qui surmonte ses penchants, qui sent sa puissance et sa dignité, en même temps qu'il jouit de la plénitude de son existence !

Diverses causes amènent la misère dans la maison de l'ouvrier, mais la plus grande c'est l'intempérance, l'inconduite. Le produit quelconque du travail est insuffisant pour l'empêcher.

En général, plus l'ouvrier gagne, plus il dépense, jusqu'à ce que l'heureuse pensée lui vienne de porter une économie, tant minime soit-elle, à la caisse d'épargne, grande et belle institution, dont peut s'honorer, à juste titre, la France, et qui n'a porté jusqu'à présent que de bons fruits.

Oui, il est constant que la moindre épargne

amène l'ordre et l'économie, et que les ouvriers arrivent ainsi à se créer un petit capital, des ressources pour les mauvais jours.

Les sociétés de secours mutuels favorisent grandement les classes ouvrières pour l'épargne, et l'on ne peut que se féliciter de leur établissement. Mais l'ouvrier intempérant n'use pas de ces ressources ; il vit, du jour au jour, dans l'abrutissement, et est incapable d'en sortir de lui-même : sa femme et ses enfants végètent comme lui, car, d'ordinaire, l'ivrognerie du mari amène l'inconduite de la femme.

C'est donc un mal presque incurable que l'intempérance, et il répugne à la bienfaisance de porter des secours dans de pareils ménages.

Les sociétés de tempérance n'ont pas eu et ne peuvent avoir un grand effet ; car il en est peu de ceux qui en font partie qui aient été arrachés à l'intempérance, à l'abrutissement des boissons.

Je ne vois point de lois pénales, fiscales ou autres qui puissent atteindre l'homme dans sa vie privée et l'empêcher d'user des alimens et des boissons à sa manière.

La seule action qu'on puisse exercer contre lui, c'est de le prendre dans un état d'ivresse dans la rue, et de le condamner à quinze jours de prison ; et, pendant ce temps, de ne lui donner, pour toute boisson, que de l'eau, régime bien propre à le faire réfléchir sur les conséquences de son funeste penchant.

Une mesure plus efficace, serait de réduire le nombre des cabarets et d'en exiger sévèrement la fermeture à dix heures du soir.

Une précaution non moins utile, c'est d'interdire rigoureusement l'entrée de toutes boissons spiritueuses dans les ateliers et manufactures. Cette mesure qui existe déjà ne demande qu'à être bien observée.

Enfin, un moyen tout moral qui peut avoir un bon effet et amener d'heureux résultats contre l'intempérance, c'est l'influence des sociétés mutuelles. Il faudrait que l'état ou plutôt le pays, représenté par le Corps législatif, votât chaque année quelques millions pour être répartis entre toutes les caisses de secours mutuels et être donnés en primes aux ouvriers qui se seraient distingués par la tempérance, la régularité de leur vie et par des actes de vertu (1).

Ces prix seraient décernés solennellement et publiquement, tour à tour, à chaque société ; et, en même temps, les sociétaires dont l'intempérance et l'inconduite deviendraient notoires, seraient invités, par le président, qui proclamerait leurs noms, à changer et à devenir dignes des récompenses.

Quel que soit notre asservissement à nos penchants, à nos passions, il y a toujours, en nous, de temps à autre, quelques vibrations qui vont au cœur et qui nous relèvent.

Pour atteindre ce but, il faudrait forcer, par une mesure législative, tous les ouvriers indistinctement à faire partie des sociétés de secours

---

(1) Ce sacrifice que s'imposerait le pays serait bien plus utile pour tous et infiniment moins lourd que ceux, par exemple, que l'on fait pour la guerre et la destruction des hommes.

mutuels en faisant retenir, par les patrons, sur la solde de leur travail, la quotité fixée pour chaque sociétaire.

Il faudrait aussi que les fabricants, négociants et gens aisés participassent aux sociétés des travailleurs, comme membres honoraires, soit par une quotité d'argent, soit surtout par une influence morale de bienveillance et d'encouragement, qui se produirait dans des assemblées générales qui auraient lieu tous les trois mois.

C'est ainsi que se moraliseraient progressivement les classes ouvrières et la société entière par la participation du plus grand nombre à l'intérêt et au bien de tous.

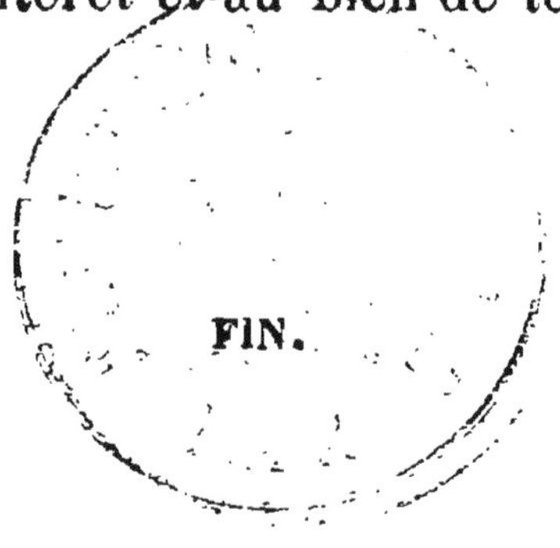

FIN.

Imp. A. Lançon et fils, à Lons-le-Saunier.

TABLE DES MATIÈRES.

ERRATA

Page 10, ligne 3, lisez *consacrée* au lieu de *consacré*.
— 25, — 15, — *d'un* — *d'une*.
— 37, — 21, — *la* — *sa*.
— 39, — 18, — *le* — *les*.
— 44, — 11, — *sucrée* — *sucré*.
— 65, — 3, — *appropriée* — *approprié*.
— 89, — 1, — *bons* — *bon*.
— 104, — 4, — *frapper* — *rapper*.

www.ingramcontent.com/pod-product-compliance
Ingram Content Group UK Ltd.
Pitfield, Milton Keynes, MK11 3LW, UK
UKHW022206120726
13694UKWH00002B/435